# O corpo diz sua mente

Dados Internacionais de Catalogação na Publicação (CIP)
(Câmara Brasileira do Livro, SP, Brasil)

Keleman, Stanley.
   O corpo diz sua mente / Stanley Keleman; tradução de Maya
Hantower. São Paulo: Summus, 1996.

Título original: Your body speaks its mind.
ISBN 978-85-323-0566-4

1. Autopercepção 2. Consciência 3. Corpo humano 4.
Psicobioenergética I. Título.

96-4127                                      CDD-616.8914

Índice para catálogo sistemático:
1. Psicoterapia bioenergética      616.8914

www.summus.com.br

Compre em lugar de fotocopiar.
Cada real que você dá por um livro recompensa seus autores
e os convida a produzir mais sobre o tema;
incentiva seus editores a encomendar, traduzir e publicar
outras obras sobre o assunto;
e paga aos livreiros por estocar e levar até você livros
para a sua informação e o seu entretenimento.
Cada real que você dá pela fotocópia não autorizada de um livro
financia o crime
e ajuda a matar a produção intelectual de seu país.

# O corpo diz sua mente

Stanley Keleman

summus editorial

Do original em língua inglesa
*YOUR BODY SPEAKS ITS MIND*
Copyright © 1975, 1981 by Stanley Keleman
Direitos para a língua portuguesa adquiridos por Summus Editorial

Tradução: **Maia Hantower**
Revisão técnica: **Regina Favre**
Capa: **BVDA/Brasil Verde**

## Summus Editorial
Departamento editorial
Rua Itapicuru, 613 – 7º andar
05006-000 – São Paulo – SP
Fone: (11) 3872-3322
http://www.summus.com.br
e-mail: summus@summus.com.br

Atendimento ao consumidor
Summus Editorial
Fone: (11) 3865-9890

Vendas por atacado
Fone: (11) 3873-8638
e-mail: vendas@summus.com.br

Impresso no Brasil

Aos meus pais, Rose e Joe,
e conde Karlfield von Durkheim

# SUMÁRIO

Apresentação ..................................................................................... 9

## SURGINDO DO OCEANO

Surgindo do Oceano ........................................................................ 15
Raízes Corporais da *Awareness* ...................................................... 17
*Grounding* e Corporalidade ............................................................ 24
Vibração, Pulsação e Correntes ........................................................ 29
O Processo Formativo ...................................................................... 36
Atitudes e Processo Formativo .......................................................... 41
Forma e Caráter ............................................................................... 50
Identidade e Processo Formativo ...................................................... 54
Autoformação Através da Negação .................................................... 60
A Decisão de Formar o Próprio Chão ................................................ 65
O Corpo Inalterável ......................................................................... 70

## ALTERNATIVAS PARA A INTROSPECÇÃO

Alternativas para a Introspecção ...................................................... 77
Experienciar ................................................................................... 80
Imagens e Autoformação .................................................................. 86
Expressão ....................................................................................... 91
Impulsos ........................................................................................ 96
Revelações ..................................................................................... 99
Contração e Expansão ..................................................................... 103
Expandindo nosso *Self* ................................................................... 115
Minha Visão .................................................................................... 121
Apêndice — Dois Modos de Formar Enraizamento ............................ 126

# O BIG BANG DE STANLEY KELEMAN

Ao organizar a tradução deste livro, relê-lo, saboreá-lo novamente depois de muitos anos, surpreendo-me, como sempre diante de Keleman, fazendo a mesma pergunta: que fluxos transversalizaram a sua criação, como interpreta ele o seu tempo e as suas origens? Trata-se na verdade de uma vontade maior do que mergulhar na biografia pessoal de um autor que se admira; é uma necessidade de situar historicamente teorias e práticas que operam no profissional de clínica das terapias corporais, no paciente trabalhado dentro desta perspectiva, ou no leitor que conversa consigo mesmo a seu próprio respeito quando lê um autor que trata de temas tão próximos de suas aspirações, sofrimentos, indagações, intuições.

Li *O corpo diz sua mente*, pela primeira vez, logo que foi publicado em 1974. Naquele tempo, as psicoterapias que pensavam o sujeito corporal eram recentes no Brasil, neste nosso Brasil tão católico, tão corpo e alma. Eu diria que, na época, já era uma grande ocupação batalhar pelos direitos do corpo, particularmente os sexuais, para que a perspectiva de Keleman fizesse sentido.

*O corpo diz sua mente* é seu primeiro livro conceitual, imediatamente após um livro de poemas, "Tadmoos", nome da comunidade do seu mestre conde Durkheim, na Alemanha. Mas, ao conferir as datas, descubro que *Living your dying* e *Human Ground*, ainda não traduzidos, também foram lançados no mesmo ano de 74.

São três livros extremamente pessoais, muito diferentes dos quatro livros posteriores pelos quais escolhi introduzir o pensamento de Keleman para o leitor brasileiro. Escrever três livros praticamente num mesmo ano fala de uma onda de inspiração, de um transbordamento de experiências e percepções, de uma necessidade de comunicar algo muito forte, muito intenso, muito novo e recém-descoberto: o leitor não vai encontrar neste livro uma técnica ou modelo clínico, mas a busca de um modo contemporâneo de se situar na História e na América.

*O corpo diz sua mente* traz no original em inglês o subtítulo "o caminho bioenergético para maior satisfação emocional e sexual". Embora faça uma paráfrase a Lowen, Keleman já está francamente dentro de outra perspectiva, ao mesmo tempo que o subtítulo é referência a toda uma tradição.

Na minha conferência de datas das primeiras publicações de Keleman, acabei por encontrar em *Human Ground* um posfácio de alguém chamado Peter Marin. Trata-se de uma pessoa que parece ser muito próxima a Keleman, sendo capaz de colocá-lo dentro de uma certa perspectiva, imediatamente após essa enorme desova de 74 a que me refiro. Peter Marin faz um interessante traçado do caminho a percorrer para que se chegue a Keleman. Tal caminho pode ser assim resumido: as raízes freudianas recolocam a sexualidade no centro, revendo toda a vida interna e social do ser humano, renovando e revelando a nossa origem animal. Reich dá um passo adiante e revê as implicações do pensamento freudiano, alocando e localizando a libido, movendo o centro do homem — da cabeça para dentro do corpo, fazendo da riqueza animal a medida para a saúde. Enquanto Freud cede ao princípio da realidade e à necessidade de uma repressão inteligente, Reich teimosamente sustenta contra Freud a visão de um homem genital, exigindo uma absoluta transformação da sociedade para receber intacta a energia animal dos homens e das mulheres. Lowen, aluno de Reich e professor de Keleman, dá mais um passo. Ou talvez dois: um para a frente e outro para o lado, como diz Marin. Modula o absolutismo reichiano para uma abordagem mais restrita do prazer. Retoma o senso comum. Os princípios da realidade e ajustamento se reafirmam. Lowen aceita a tensão entre as necessidades animais involuntárias e as necessidades sociais semivoluntárias. Há uma razoabilidade pragmática em relação a tudo isso, uma reação necessária aos excessos de Reich. Mais uma vez a visão terapêutica se dirige à vida diária das pessoas e aos detalhes da existência. Tal visão exige uma redução de tamanho e objetivos. O que é colocado de lado, diz ele, é a visão cósmica que conduziu Freud e Reich à esperança de recriar inteiramente a maneira como vemos o mundo e nos movemos nele.

Durante mais de quinze anos Keleman teve participação intensa como *group leader* no Movimento do Potencial Humano e como *senior trainer* na Bioenergética: um cidadão jovem e ativo participando das transformações de seu país nos anos 60. Após esse período, Keleman se retira para a Europa: estuda na Alemanha com o conde Durkheim, filósofo existencialista cristão que estudou o zen por doze anos no Japão. E estudou na Suíça com Medard Boss, um dos principais formuladores da Psicologia Existencial, que combinava Freud e Heidegger em seu trabalho, um mix de Psicanálise e Existencialismo.

Numa linguagem arrebatada e densa, na melhor tradição da literatura americana, Keleman formula o princípio de realidade de um outro modo. Realidade deixa de ser um *dado*, como é para Freud, Reich e Lowen. Realidade passa a ser uma *produção*, um processo contínuo, eventos dentro do processo da evolução, biológica e social, ocorrendo perpetuamente dentro e em torno de nós. Onde Freud e Reich se preocupavam com o passado, o reprimido e as energias investidas na repressão, Keleman nos coloca numa perspectiva de criar a realidade. Não somos mais receptáculos do passado, mas pontes para o futuro: o princípio formativo, plasma de toda sua produção posterior, já está aí, inteiramente formulado.

Creio que se revelou acertada a minha escolha de começar as traduções da obra de Keleman pelo fim, e não pelo início. Espero que o leitor, especialmente o leitor já cativado pelo pensamento absolutamente instigante de Keleman, encontre o mesmo prazer de ir descobrindo nos seus livros, agora já sete em português, um processo de produção de idéias de que todos nós fazemos parte — leitores ou autores.

*Regina Favre*
Outubro de 1996

# SURGINDO DO OCEANO

# SURGINDO DO OCEANO

Venho da tradição bioenergética, que me ensinou a importância do corpo. Aprendi que a forma e o movimento da minha expressão corporal revelam a natureza da minha existência. Aprendi que sou meu corpo. Meu corpo sou eu. Não sou um corpo; sou um certo corpo.*

No trabalho, descobri que isto é absolutamente verdadeiro. O conde Durkheim, com quem estudei por vários anos, coloca isto do seguinte modo: "O corpo que você tem é o corpo que você vive". Nosso sentimento e nossa capacidade de resposta moldam nossas vidas. Formamos nosso *self* corporal ao mesmo tempo em que moldamos a nossa própria realidade. Nosso viver corporal molda a nossa existência.

O seu corpo não é apenas sensível, mas também formativo. A pressão contínua para moldar o seu viver insiste em que você seja mais — que contactue mais, interaja mais, se satisfaça mais, seja mais você mesmo. A sua formatividade é uma cornucópia de anseios de enriquecimento e preenchimento. Dormir e levantar, deitar e ficar de pé, descansar e andar é o padrão primordial da nossa consciência. É um padrão rítmico. Ajustamo-nos ao nascer e ao cair do sol, ao dia e à noite. Compomo-nos aos ritmos dos dias mutáveis — luas-cheias e crescentes, marés altas e baixas — aos ritmos que sentimos nos nossos corpos: sentindo-nos excitados e cansados, acordando e sonhando, com sêmen e fluxo menstrual, vivendo e morrendo.

Mas, ficar de pé — o que pode se comparar a isto? O primeiro homem que ficou de pé deve ter se sentido muito diferente. Ficar de pé o fez diferente. Ficar

---

\* No original, "*I am not* a *body; I am* some-*body*". O jogo de palavras é de difícil tradução, pois *body* significa corpo, *somebody* significa alguém. *some-body*, literalmente, seria 'certo corpo', que acabei optando por empregar. (N. da T.)

15

de pé o organizou de modo diferente, formou-o de modo diferente. Preparou-se um novo estilo de vida.

Ficar de pé é andar. Estar ereto amplia a nossa habilidade para satisfazer nossas fomes — de comida, contato, calor e abrigo. A nossa verticalidade dá início ao processo que reconhecemos como consciência humana, humanidade. Estar de pé é reduzir o acaso, eliminar a aleatoriedade. Ficamos de pé e aumentamos o envolvimento.

Quando ficamos sobre os nossos pés, focamos e exprimimos a nós mesmos. Ficar de pé muda a nossa ênfase da experiência à expressão. A experiência, quando está presente na expressão, não requer foco ou risco. A experiência nos preenche e expande; a expressão nos molda. Estar na posição vertical em vez de estar na horizontal muda o fluxo das nossas sensações, muda a orientação do nosso sistema nervoso, nos torna mais interativos, mais alerta, mais individualizados.

Estar de pé muda a nossa relação com o solo. Não somos mais peixes terrestres, nadando com as quatro patas. Agora andamos. É irônico constatar que, para estarmos eretos, precisamos crescer para baixo. As pernas se desenrolam e a espinha ergue a cabeça.

Tornar-se alguém começa ficando-se atento. Estar atento começa ficando-se de pé, ou com o impulso para ficar de pé. Ficar de pé começa encontrando-se a própria base, que molda os nossos corpos. Isto ocorre por meio do desenvolvimento de atitudes que nos ajudam a organizar o nosso viver.

A vida fala conosco nas palavras do viver — como sentimentos e sensações, como fomes e necessidades. Nossos corpos são o manancial dessas palavras. Falamos conosco na linguagem de quem estamos nos tornando ou lutando por ser, a linguagem do como estamos nos formando.

Da fonte da vida me formei num homem. Da minha própria formação, escrevo este livro.

# RAÍZES CORPORAIS DA *AWARENESS*

Vivi um acontecimento extraordinário. Peguei um navio de Hamburgo a Los Angeles. Peguei um navio porque não queria voar; não queria ser despejado na minha cultura em poucas doze horas. Vivi na Alemanha por cerca de três anos e pensei em fazer uma viagem longa, sossegada, de navio. Minhas fantasias: trinta e um dias — nenhum lugar para onde correr; achei que seria uma festa.

Então embarquei no navio e o comissário me disse: "Que cabine o senhor quer?"

"Como, que cabine eu quero? Eu não tenho uma cabine marcada?" — perguntei.

Ele respondeu: "Pode ter aquela que quiser. O senhor é o único passageiro."

Trinta e um dias...

O comandante e eu éramos os únicos a fazer as refeições normais. De vez em quando, aquele comissário aparecia. Tomávamos café da manhã às 8h. Na segunda manhã da viagem, cheguei bem a tempo de ver o comissário atrasar o relógio em quinze minutos. "Vamos comer dentro de quinze minutos" — comentou.

"Mas são oito horas." — disse eu.

"Que nada" — respondeu, "acabamos de passar pelo meridiano. É preciso atrasar o relógio".

E assim foi todos os dias. Eu descia e encontrava o comissário atrasando o relógio. Isto significava que eu comia cada vez mais tarde, porque eu ainda estava levantando de acordo com o horário que estivera mantendo quando embarquei. Mas chegou um ponto em que me recusei a tomar café da manhã quatro horas depois de levantar. Comecei a comer quando estava com fome. Era o único passageiro; por uma gorjeta o comissário me alimentava na hora em que eu queria comer. Eu ia às refeições para conversar com o comandante, não mais para tomar café da manhã.

Então me descobri no meu próprio relógio. E quanto mais começava a me alimentar quando estava com fome e dormir quando estava cansado, mais comecei a experienciar o mundo de um modo inteiramente diferente. Tornei-me o eu que era oceano, o eu que moldou as membranas semipermeáveis que separam o meu oceano em interior e exterior, o eu que me fez eu mesmo.

Quando estava saciado, ia dormir. Acordava faminto, recarregado de excitação. "Oh," — eu disse a mim mesmo —, "este ritmo de acordar e dormir, ficar de pé e deitar, tem a ver com estar excitado. A excitação foca e busca fora de si. Levantar, acordar e ficar de pé têm a ver com estar excitado; e ir dormir tem a ver com estar des-excitado."

Durante aqueles trinta e um dias a bordo, comecei a compreender que a excitação é rítmica e autogerada. Fico de pé e estou ativo; fazer o meu mundo, ser eu tem a ver com estar levantado. E então me deito para me recarregar. O para cima e para baixo de minha vida diária não são oposição mas complementaridade, apresentando os dois aspectos da minha excitação que me formam, me moldam. Quando estou dormindo, assimilo o dia que passou. Isto dá forma à minha noite — assim como o mundo noturno, com os seus devaneios e sonhos, dá forma ao meu novo dia.

$$* \ * \ *$$

Falamos um bocado sobre *awareness*. O que é *awareness*? O que é consciência? Para mim, nossa percepção é nosso processo vital. Não acredito que haja uma parte de nós consciente, que dirige o nosso comportamento, independentemente dos nossos corpos. O que acredito é que o nosso processo biológico — expresso como movimento, sentimento, percepção e produção de padrões de significado — forma o nosso campo de experienciação que chamamos de conhecimento. A nossa percepção da nossa própria atividade de vida é o que chamamos conhecimento. *Awareness* é o que é nossa vida.

Se eu me imaginar como um ambiente oceânico, um mar que é uma rede que oscila e pulsa, meu conhecimento é aquela parte de mim que está excitada. Às vezes sei quem sou e outras não reconheço em quem estou me transformando, dependendo da intensidade e do lugar da minha excitação.

Conhecemos a nós mesmos à medida que nossa excitação surge, nas formas de ação e sentimento, expectativa e desejo. Nossa maior energia está na nossa superfície, que estamos continuamente formando e re-formando. Nossa fronteira é o lugar em que nossa excitação nos define, em que nossa experiência emerge como nós — nossa forma, nossa pessoa particular. O oceano primordial cresce numa onda, formando a individuação.

O êxtase e a angústia da condição humana é que vivemos e percebemos a forma da nossa vida no presente imediato. E, ficando de pé do modo como ficamos, somos capazes de ver, a distância, o futuro. E, assim, vivemos esses dois aspectos do agora ao mesmo tempo. Nenhum outro animal tem padrões excitatórios que ampliam o agora desse modo. Nenhum outro animal é tão cheio dessa energia que busca e modela o que ainda não está aqui.

Acordar, ficar de pé e andar tira-nos do oceano, este espaço ilimitado em que somos pura expansão. No navio da Europa para a América, descobri que a minha *awareness* é, na verdade, o processo da minha excitação pressionado em busca da forma. O ilimitado encontrando limites, eis o que é *awareness*.

O *continuum* da nossa autoformação é aquilo de que estamos conscientes. Deitar achata e alonga nossa excitação, nossa *awareness*, nosso sentimento de nós mesmos, tornando nossos limites menos diferenciados. Ficar de pé intensifica nossa excitação e aprofunda nossa *awareness*, nosso sentimento de nós mesmos, à medida que reorganizamos a nós mesmos no campo da gravidade.

Ficar de pé é a força da nossa autoformação, da individuação das nossas vidas, da criação de um estilo de vida. Ao levantar, moldamos o espaço para uma nova resposta e um novo foco. Experienciamos novas formas de prazer, novos padrões de expressão do nosso amor pelo outro. O som se torna fala e adquire as diferenciações da linguagem. As emoções do acordar e ficar de pé formam o corpo humano, a percepção humana. O corpo desperto é nossa consciência.

## Nosso Corpo Desperto

Existem dois fenômenos heróicos e da maior importância que ocorrem conosco em todos os dias de nossas vidas. O primeiro é levantar de manhã. E o segundo, ir dormir à noite. Eventos simples. Vivemos nossas vidas no contexto desses dois eventos.

O animal humano evoluiu de estar sobre a sua barriga para estar sobre seus pés. A nossa evolução corporifica dois aspectos do viver: o viver da nossa estabilidade horizontal anterior e o viver da nossa instabilidade vertical atual, a nossa mobilidade e responsabilidade. Este estar de pé instável e altamente responsivo é a expressão contemporânea do drama da evolução.

Ao trabalhar com as pessoas, habitualmente peço a elas que se deitem, para atenuar os efeitos da gravidade. Então, mais tarde, no decorrer da sessão, peço a elas que levantem do chão ou da cama com a sua experiência, para receber os efeitos da gravidade. Ficar de pé conduz a um novo sentimento, um novo *self* de pé.

Pelo meu trabalho, aprendi de que modo as pessoas ficam sobre suas costas e barrigas e de que modo ficam sobre os pés. Sobre as costas e abdômen, elas são mais desamparadas, mais sujeitas ao acaso. De pé, elas têm mais controle, embora possa ser mais arriscado. A horizontalidade animal oferece contato com o solo; ela se expressa na condição quadrúpede, com a cabeça e o torso no mesmo plano. A verticalidade animal, enquanto diminui a área de contato com a terra, intensifica a conexão e também abre uma expansão do abdômen e do peito para encontrar o mundo.

Os ancestrais do homem — que primeiro criaram os movimentos pulsatórios de natação em forma de onda, em seguida, à natação com quatro patas sobre a terra no chão — eram mais seguros nos seus padrões de locomoção. Foi quando o homem se levantou que a sua relação com a terra se tornou insegura. E este estado de insegurança e instabilidade fundou a consciência humana. A consciência humana é parte de um processo energético que tem uma pausa, uma suspensão da ação pela fração de um segundo, durante a qual formamos o nosso próximo movimento. A consciência humana é a elevação de energia que ocorre durante essa breve pausa.

Nossa expansão vertical faz surgir formas de sentimento e locomoção, padrões que expressam a condição humana. E a condição humana é *awareness*. A verticalidade é a nossa realidade. É um processo em andamento com o qual estamos engajados. Escolhemos formar a nossa verticalidade.

A associação entre verticalidade e *awareness* é reconhecida por muitas disciplinas espirituais. Para elevar a energia na consciência, essas disciplinas prescrevem a manutenção de uma espinha ereta. Os psicanalistas ocidentais usam a horizontalidade para chegar à fonte. Eles pedem a uma pessoa para se deitar, de modo que ela possa sentir a sua dependência e desamparo. Eles pedem a ela para voltar à sua postura vertical munida da energia de um novo *insight* que, esperam, se traduzirá em novos padrões de atividade.

\* \* \*

Há um processo biológico chamado "a ontogenia recapitula a filogenia". O feto repete, no seu caminho para tornar-se um humano, os principais estágios do desenvolvimento evolutivo. Ele adquire formas que estão mudando continuamente da concepção ao nascimento, à medida que passa pela história da vida da célula, pela vida do peixe, pelas formas anfíbia, mamífera e humana.

Eu gostaria de sugerir que a ontogenia também recapitula a filogenia *fora* do útero, no drama que se dá entre a criança e o meio ambiente. Durante os três primeiros anos desse drama, a criança aprende a passar de uma posição horizontal para uma posição vertical; e é, provavelmente, a conquista mais importante de sua vida, em conjunto com a aquisição da linguagem verbal. Você pode imaginar a quantidade de energia disponível para aprender como ficar de pé? Para se erguer, o organismo tem de cortar com o horizontal, de dependência. Se o ambiente for horizontal, o organismo tende a permanecer dependente, deprimido, para baixo. Ele não poderá se tornar independente enquanto estiver deitado.

Eu igualo a verticalidade à individuação. Há uma conexão de três pontas entre a verticalidade, a nossa capacidade de excitação mais alta por um período de tempo contínuo e a nossa habilidade crescente para fazer diferenciações e seleções. O homem é o animal mais altamente especializado nesta terra, o mais seletivo conscientemente e o que mais altera o ambiente. A nossa verticalidade mostra o movimento para frente da natureza. Assumimos o nosso próprio caminho em vez de sermos conduzidos.

Um nível mais alto de energia metabólica leva a uma conexão mais viva com o mundo e a uma realidade mais ampla: uma apreensão maior do que é e do que pode ser. Todos nós vimos gente que desaba, que perde a sua verticalidade e tem a sua vitalidade diminuída. Coletivamente, as pessoas com uma energia mais alta criam novas formas sociais. Se as pessoas tentarem viver numa posição reclinada, achatarão a sua excitação e negarão a sua individualidade emergente.

Nós que ficamos de pé somos os únicos animais capazes de amar. Outros animais têm contato, conexão. Mas o desenvolvimento de relações mais ricas, mais ternas, enquanto possibilidade consistente na existência, depende de ficar de pé e expor o lado macio do corpo. No caso dos animais quadrúpedes e que se agacham, a frente da cabeça conduz o contato. Eles recebem o mundo com a visão e o olfato. Mas, para o ser humano, toda a parte frontal do corpo conduz o contato — não só os olhos, o nariz e os ouvidos, mas também o peito, a barriga e os órgãos sexuais. Todo esse calor e contato expandidos conduzem, agora, o movimento. É isto que significa ficar de pé. Ficar de pé é se abrir, se revelar.*

---

*Não estamos encontrando o mundo apenas com os olhos e o nariz, mas com toda a parte da frente de nosso corpo. A nossa frente é uma extensa superfície de contato e conexão. É o que apresentamos para o mundo. Poderíamos dizer que a frente do nosso corpo é uma extensão da superfície do nosso cérebro, ou então que o nosso cérebro estende-se a si-mesmo em forma de pele, músculos, órgãos e nervos, que aprofundam nossas conexões com as outras e molda novos modos de satisfação.

# Em pé de frente

Quando ficamos de pé, expomos o lado inferior dos nossos corpos. Mantemo-nos abertos para o mundo. Nosso lado inferior, anteriormente protegido, enfrenta agora o exterior. Nossa suavidade, ternura, está exposta ao ambiente e às outras pessoas. Há um aprofundamento e uma ampliação do contato, que diz: "Estou querendo arriscar, encontrar, aceitar. Aceito ser influenciado. Quando me sinto vulnerável e ameaçado, contraio; estreito meu espaço vital. Quando não me sinto mais ameaçado, me abro de novo e ganho mais espaço."

Quando nos exprimimos, não estamos organizados numa relação estática com o mundo. Organizamo-nos de modo fluido. As relações estáticas estereotipam a energia, inibem a excitação. A nossa condição bípede expande e intensifica nossa excitação, nossa responsividade.

Uma atitude em pé dinâmica e responsiva não permite a criação de respostas estereotipadas. Ela encoraja a responsividade excitatória. Quando estamos assustados por estar excitados, nos cobrimos de uma rigidez muscular que nos dá a ilusão de força. Uma pessoa pode travar seus joelhos para produzir a ilusão de estabilidade. Quando ela destrava os joelhos, sua responsividade e o medo de sua responsividade emergem juntos.

O ato de acordar e levantar faz o mundo pulsar de excitação. Ficar de pé torna o mundo assimétrico. Damos um passo; subimos e descemos; temos uma ereção e não temos. Sístole e diástole. Nossas ações aumentam e diminuem de carga. Aumentam e diminuem o desejo. Pense num amante, num corredor.

Quando você está envolvido num encontro sexual com outra pessoa, intensificando seus sentimentos, você deixa o seu coração se abrir, deixa o inesperado acontecer. Você está expansivo; você está se movendo em direção ao outro, sem saber. Você está ansiando por se envolver. Não há *performance*.

Formas fixas, absolutas, são uma ilusão. Tudo na natureza indica que nada é permanente. Quando trabalho com as pessoas, não procuro transformá-las em nada. Tento ajudá-las a experienciar e serem mais. O que acontece quando aceitamos o nosso formar contínuo, em vez de de buscar a permanência? Descobrimos que as nossas vidas são uma aventura, uma odisséia emocional.

Maturidade é desejar usufruir mais da própria autopercepção. Maturidade é o desejo de ficar de pé, de moldar-se a si mesmo, em vez de se apoiar compulsivamente nos outros ou num conjunto de ideais.

Ao falar sobre o desenvolvimento da *awareness* humana, não estou falando apenas de vida mental. Estou falando da disposição para aceitar sentimentos e sensações. Estou falando da habilidade para recusar condições no amor, definições de amor, e aceitar a experiência do que é o amor. Estou falando de pessoas descobrindo o sentimento e a experiência de seu próprio ritmo, e então seguindo adiante para descobrir o ritmo particular da sua relação gravitacional.

Estamos sempre envolvidos numa relação com a gravidade, sempre envolvidos intimamente numa relação com o espaço. Uma grande parte do sistema nervoso se destina a lidar com isso. As relações gravitacionais e espaciais são o crivo das relações sociais.* Estar de pé gera a conexão *humana*.

Como posso transmitir plenamente o sentimento de liberdade no experienciar humano, representado pelo nosso estar de pé? Ao ficarmos eretos, estamos livres para olhar além da margem, não limitados por velhas imagens e velhas formas, livres para fluir em direção a uma nova expressão, livres para sermos fortes o suficiente para dar o próximo passo, livres para respirar, para gerar a nossa própria percepção, em vez de introjetar o conhecimento de outra pessoa. Quando damos tempo para acordar, descobrimos um mundo que é tão... eu não sei — nem mesmo sei se podemos dar sentido a ele. E, de qualquer forma, a quem diabos estamos satisfazendo? Para quem estamos vivendo? De quem devemos ter respostas? Para quem estamos dando sentido? Fomos todos tão duramente condicionados a provar a nós mesmos, a nos fazer corretos. Mas não estamos mais na escola. Fique de pé e seja você mesmo.

---

*As relações com a gravidade e o espaço organizam as formas e conexões sociais.

# *GROUNDING* E CORPORALIDADE

## Grounding

*Grounding* é uma expressão da nossa vida planetária. *Grounding* conecta o nosso processo excitatório ao processo terrestre, formando a ambos. Exatamente como o enraizamento de uma árvore conduz o fluxo da seiva da terra para as folhas e das folhas para a terra, a nossa capacidade de enraizamento canaliza o fluxo da excitação de nós para o ambiente e do ambiente para nós. Este fluxo de excitação nos alimenta e intensifica a nossa capacidade de conexão. *Grounding* estabelece a circulação do nosso fluxo vital, da nossa corrente sangüínea. Organiza um ritmo de fluxo e refluxo e uma ressonância vibrante com o nosso ambiente.

Todos ouvimos expressões como "ter os pés no chão", "ter os pés bem plantados". O que é ter os pés bem plantados? Como alguém encontra o próprio chão? Uma árvore, na sua relação bioquímica com a terra, envia tentáculos chamados raízes que a tornam parte de seu solo e o solo parte da árvore. Uma criança, na sua relação bioquímica e emocional com os pais, encontra seu chão crescendo nele, aprendendo a ficar de pé e a se mover com os pés no chão. Qualquer um, ao observar uma criança andando, pode perceber se ela é segura ou insegura. Exatamente como a árvore interage com a terra, enraizando-se por meio de suas raízes, a criança interage com seus pais e envia para baixo suas próprias raízes, chamadas pernas. A interação bioquímica também é uma interação social e lingüística. Se o solo é pobre ou o clima áspero, o enraizamento pode ser pobre ou muito duro, muito rijo.

Exatamente como uma árvore pode ser desenraizada, uma pessoa pode ser desenraizada. Os vendavais desenraízam as árvores e as tempestades emocionais desenraízam os homens e as mulheres. As tempestades emocionais quebram a continuidade do fluxo excitatório entre nós e nosso ambiente — a continuidade que o enraizamento provê. A capacidade de conexão com a nossa base biológica permite a circulação da vitalidade, fazendo surgir o amor e o crescimento. A separação da nossa base biológica resulta em medo, raiva, angústia e até morte. Um nativo Kalahari morre quando é tirado de sua terra natal. O enraizamento cresce a partir do nascer, cresceu por se vir ao mundo com um corpo. Plantamos a nós mesmos no mundo. Nosso funcionamento natural gera raízes de um lado e folhas e galhos — relações sociais — do outro.

\* \* \*

Há gente tão plantada na família ou na tribo que sente a vida como certa. Vivem a vida de modo inconsciente. Quando perdem seus lares ou tradições, quando os vendavais da tragédia e do crescimento novo as arrancam de suas conexões, começam a ter consciência do que é um chão, ter as próprias pernas e ser capaz de se mover, ter um lugar do qual brota sua nutrição num fluxo ininterrupto.

Podemos ser enraizados sem termos consciência disso. Há quem trabalhe, ame e interaja com o mundo, e não obstante, nunca passou pela experiência de ser formador de seu próprio mundo e de si mesmo. Somente quando o seu modo de estar enraizado é ameaçado ou alterado significativamente, começam a avaliar como se conectam com o mundo. Embora os vendavais emocionais possam nos desenraizar, enfraquecendo-nos o corpo e personalidade, eles podem igualmente servir para nos aprofundar — nos tornar mais vívidos, mais intensamente nós mesmos.

## Ser Corporificado

Para nascer é preciso ter um corpo. Para morrer é preciso abrir mão do corpo. Nossos corpos são nós mesmos enquanto processo, não enquanto coisa. Estrutura é processo lentificado. À medida que a vida constrói estrutura, ela se constrói a si-mesma aí. O quão vivos somos, o quão profundamente responsivos e expressivos somos aparece na forma graciosa do nosso corpo, que reflete a capacidade de nos conectarmos com sentimento, pensamento e ação. O quão desvitalizados somos, o quanto não encarnados somos se revela como inexpressividade, deselegância e mobilidade corporal restrita. Ser enraizado é estabelecer uma relação com a terra. Ser corporificado é criar um corpo vivo — não apenas estar *com* o corpo ou em relação a ele. O seu corpo vivo cria as suas relações. O modo como vivemos nossos corpos é a história do nosso processo. A nossa excitação tende a criar limites ou uma cápsula para corporificar-se a si-mesma. Nossa corrente de excitação se inibe a si-mesma em pontos cruciais de seu ciclo de desenvolvimento. A pressão da nossa excitação dispara uma auto-inibição que se retém a si-mesma para que nossa excitação não perca completamente sua forma. Ela se reúne, se contém. Ela forma um limite, uma cápsula, uma imagem, um corpo. Este é o desenvolvimento da organização que percebemos como "nós".

Tenho um filme que mostra muito claramente como o protoplasma é capaz de formar uma estrutura a partir dele mesmo. O protoplasma está pulsando, fluindo. Uma camada das correntes se adensa e cria uma membrana que age como um canal para o fluxo principal, dando a ele mais forma. Essa contenção cria uma individuação de velocidade e ritmo. Os diferentes graus de excitação e a assimetria de vibração e qualidades ressonantes resultam num corpo. O protoplasma foi corporificado.

Nossos diferentes níveis excitatórios geram nossas várias experiências na vida, as alegrias e tristezas que formam nossa personalidade. Ser corporificado é a formação da nossa carne viva, a formação do nosso ser como alguém vivo.

$$* * *$$

Podemos interferir na corporificação impedindo que se formem limites — ou que se desfaçam. Nos dois casos, podemos desencorajar nosso futuro, nossa autoformação.

Existe uma doença chamada hospitalismo. Quando uma criança nasce e não tem mãe nem mães substitutas, é colocada num hospital e virtualmente ignorada. Ignorada, a criança se torna muitas vezes apática e morre. Suas correntes de excitação não têm a experiência de contato, e criação de respostas. O organismo sente que não tem chão — não tem uma mãe para se enraizar nela. E sem um chão ele não tem futuro, então encerra os seus próprios processos e desmancha seus próprios limites. Ele impede a sua própria estrutura de se desdobrar.

A formação de limites necessita de uma autoconsciência prévia, de uma decisão pré pessoal. Essa decisão pré pessoal lança os fundamentos para a formação de limites posteriores, que são individuais e pessoais. Certas pessoas, por causa das condições muito adversas do começo de suas vidas, foram capazes de se formar apenas parcialmente. Nos primeiros anos, era doloroso demais para elas habitar plenamente sua carne; então decidiram não se corporificar plenamente. Elas se formaram de um modo diminuído, e embora possam ser adultas agora, as reconhecemos como sendo bebês. Os esquizofrênicos vivem um outro tipo de existência humana diminuída: parte humana, parte sombra; parte social, parte associal.

Aqueles de nós que não habitam a própria carne, que não passam pelas satisfações profundas que os nossos corpos podem dar, estão sempre mendigando satisfação na porta alheia. Aqueles que temem seus impulsos se trancam no mundo das idéias.

Aqueles que estão continuamente se limitando e desfazendo seus limites, se formando e se desformando, não se sentem pegos numa armadilha nem perdidos. Quando não nos confundimos com uma imagem social, formamos um *self* corporal, um certo corpo, a partir dos nossos prazeres e satisfações, das nossas dores e mágoas.

## Eu Digo Não

Dizer *não* é fazer uma afirmação de protesto e auto-afirmação que intensifica os próprios processos excitatórios e vivifica o sentido de "eu." No começo da vida, ocorre espontaneamente, circunstancialmente, pré-pessoalmente. O corpo da criança enrijece ou assume uma certa postura e seu caráter se forma nesse padrão de expressão. Lembro-me de como minha filha, quando bebê, começou a expressar o seu *não*, transformando o choro em grito, depois enrijecendo-se toda de modo a não poder ser tirada do lugar; assim nasceu a sua teimosia. Poucos meses depois, ela sacudia a cabeça, endurecia o queixo e dizia *não*.

Se desejo sustentar minha individualidade, meu espaço vital, devo aceitar a dor e o prazer que acompanham o risco e o distanciar-se daquilo que me apóia. O *não* comunica a minha disponibilidade para correr o risco da distância, da separação e da solidão.

Muita gente tem problema em dizer *não*. Muito mais gente tem dificuldade para dizer *não* e fazer valer sua posição. Ou então diz *não* tão rigidamente que depois é incapaz de permitir que o *sim*, movimento pulsátil de reconexão, aconteça.

Se você não disser *não*, nunca se afirmará. Se você não exercer a habilidade de formar e manter limites, será sempre uma vítima. É claro que se você nega o mundo, rejeita os outros de modo a que só você exista, perde a si mesmo também. Mas você nunca será você mesmo a menos que se disponha a cortar a si mesmo das suas origens — que pode ser a mãe, a cultura, o grupo de colegas. Você pode até ter de formar uma contração. Uma mulher com quem trabalhei me disse que, já que não podia lutar contra o pai nem fugir dele, teve de se enrijecer toda para impedi-lo de se intrometer no seu espaço.

Em muitos casos, uma contração é a expressão mais forte de auto-afirmação que uma criança pode fazer. Uma criança diz *não* para se proteger e afirmar. E se isto não for respeitado, sabe o que acontece? O que você vai ter é uma simpática tigela de gelatina, um *não-corpo* que não consegue suportar os processos excitatórios que formam a independência.

A contração, o *não* que inibe a expansão, ao mesmo tempo a afirma. Mas pode se tornar tão firmemente enraizada que a pessoa fica retesada, não se abrirá nunca. Então ela poderá vir até a mim e dizer: "Me ajude a ser responsivo de novo. Me ajude a confiar de novo, me soltar, descontrair, aprender a dizer *não* de uma maneira diferente." Dizer *não* primeiro o distancia, depois permite a expressão — o *sim* — de uma nova ação, um novo você.

Uma contração não precisa ser uma cãibra muscular crônica. Pode ser um conjunto temporário de decisões pessoais. O processo formativo requer que você estabeleça limites e forme a si-mesmo — e, depois, suavize seus limites e forme ou reforme a si-mesmo.

# VIBRAÇÃO, PULSAÇÃO E CORRENTES

## A Matéria da Criação

Pedi a uma mulher com quem estava trabalhando para ficar de pé e respirar de modo a prolongar a sua expiração sem apertar o abdômen. Pouco depois, ela se sentiu incendiada; estava tremendo e formigando. Essas vibrações, sensações, evoluíram para contrações rítmicas que então, sob os meus olhos, se tornaram uma série pulsatória de explosões elétricas. Ela expressou essas ondas de sentimento em forma de movimentos e sons suaves. Senti em mim uma resposta de terna vibração e, à medida que suas expressões cresciam em assertividade, experienciei a intensificação rítmica de minha ternura e um abrandamento que se transformou em correntes de suavidade, que por sua vez se ampliaram pelo espaço, conectando essa mulher e eu num rio corrente de excitação e sentimento.

O modo como percebemos o mundo e interagimos com ele depende fundamentalmente da qualidade de vitalidade dos nossos tecidos. A tonicidade dos nossos tecidos — sua saúde ou condição doentia, seu nível de vibração ou amortecimento — é o pano de fundo da nossa experiência e percepção. Todos sabemos como reage um bebê saudável ao nosso toque. E todos sabemos como se sente uma pessoa doente. Associamos uma tonicidade dura a um super-herói e uma tonicidade flácida a um franguinho.

Existem três estados de vitalidade: vibração, pulsação e correntes. Cada estado possui qualidades distintas e diretamente observáveis, embora cada um se transforme gradativamente no outro. Nossos corpos apresentam todos os três estados. A vibração, a pulsação e as correntes são funções naturais do protoplasma, das células e dos órgãos — funções naturais que podem ser vistas sob um microscópio. Elas também podem ser experienciadas subjetivamente como qualidades do sentimento.

Sinto o universo como um *continuum* de vibração, um campo tremeluzindo de excitação. Esse campo vibrátil faz surgir um aumento da excitação, que tende à expansão; e a excitação expansiva se dispara um mecanismo de autoinibição que a restringe e forma seus limites. A excitação continua se dilatando contra esses limites até que não possa mais se dilatar; e agora há uma ligeira contração, um começo de agregação, uma espécie de aglutinação ou coagulação. Esse é o modo como a qualidade da pulsação se desenvolve. De fato, a expansão inicial já exprime um estado pulsátil, mas a pulsação não é percebida enquanto tal até que tenha sido contida.

Se você já se feriu seriamente, primeiro tremeu e vibrou, depois começou a latejar; seu mundo se precipitou dentro e fora. Quando as pulsações ocorrem rapidamente e em série, você tem uma corrente. Uma corrente é uma continuidade de pulsação, uma corrente de excitação rítmica que se mantém numa direção particular e numa forma especificamente organizada.

Se você prender a respiração e prestar atenção ao seu peito e abdômen, sentirá o vaivém da excitação. Se fechar o punho ou retesar seus músculos da coxa e mantiver a contração, sentirá uma vibração sutil por todo o organismo. Se a vibração se aprofundar, você começará a experienciá-la como uma pulsação. Sustente a contração até que a pulsação se intensifique, depois solte e você perceberá uma corrente: um fluxo interno difícil de ver, mas que você pode sentir. Correntes são como o fluxo da seiva numa árvore. Parecem semelhantes às correntes rítmicas do sangue, do pensamento, intensificadas por um sentido subjetivo de doçura e calor, e — pelo menos para mim — por uma qualidade de estar saindo para um espaço diferente, um tempo diferente, uma qualidade de conexão e conhecimento.

Nós dois estamos excitados. Nós dois juntos intensificamos os nossos campos de excitação. Começamos a nos expandir, a fazer movimentos um em direção ao outro, gestos para trás e para frente. Isto é pulsação. Então os sentimentos de excitação começam a empreender uma corrente de continuidade que experienciamos como uma corrente elétrica.

Suponha que estamos num salão de danças. Vemos indivíduos com as suas próprias auras de vitalidade: o salão de danças é um mar de excitação. A música começa a tocar e a intensidade aumenta. As pessoas fazem gestos umas com relação às outras; elas começam a dançar. E esses movimentos de dança começam a interagir de tal forma que, vendo de fora, sentimos ondas de excitação varrendo a pista de dança. Sentimos as pulsações recorrentes da dança. Cada dançarino se torna um organismo fluindo diante de nossos olhos.

Se você observar uma célula se dividir, primeiro verá que ela está excitada, vibrando. Você verá a formação de dois pólos, duas áreas de intensa atividade interna. Você realmente vê a radiação entre um pólo e outro e o alinhamento dos corpos dos cromossomos dentro desse campo. A radiação entre os dois pólos se intensifica até que se torne uma pulsação e, depois, uma corrente. A corrente comunica a informação mais profunda sobre a vida — como fazemos quando nos comunicamos um com o outro. Somos todos sintonizados a padrões de excitação, para o pior ou para o melhor.

\* \* \*

As vibrações, pulsações e correntes são básicas em todos os relacionamentos humanos e todos os conceitos de liberdade e questões sociais. A criança está ligada com a mãe por meio desses fenômenos da vida. À medida que desenvolve seus próprios limites e sua própria pulsação, começa a se expandir e se estender para longe da mãe. Ela expande a si mesma, se reconecta, se estende e re-forma suas relações e seu *self*. Desta maneira, pouco a pouco, ela adquire sua personalidade; ganha sua independência. Se suas correntes tiverem a permissão de se desenvolver e intensificar, ela se tornará um exemplo vivo do paradoxo entre individualidade e conexão.

Na nossa cultura específica, no entanto, o processo normal de auto-separação é acelerado artificialmente. Nosso rito de iniciação começa no momento do nascimento, quando, geralmente, tiramos a criança da mãe e a colocamos num ambiente estéril. O rito continua com o desmame precoce e o tabu da sucção e culmina no drama do treino para a higiene. Estas três tentativas de separação são iniciadas muito mais cedo na nossa cultura do que nas outras. Elas ajudam a criar uma ilusão de continuidade que nega a descontinuidade, a vida pulsante, do corpo. Elas conduzem à aceitação de um esquema artificial, um ritmo socialmente imposto que mata o ritmo individual. Acorde às 8 h. Escove os dentes às 8:5 h. Tome seu café da manhã às 8:10 h e fora. Pegue o ônibus às 8:20 h. Vá para a escola às 9:05 h.

A iniciação é principalmente não verbal. A atitude de "Não toque" é comunicada diretamente, empurrando ou contrapondo a criança a um corpo duro. Qualquer ato quebra a conexão excitatória e portanto impede a criança de desenvolver as suas próprias pulsações. Quando a criança compreende as palavras, quando compreende as causas de seu medo e angústia, a separação já se completou. Então as idéias da cultura a respeito da natureza do corpo e da vida encontram um campo semeado para crescer.

\*\*\*

Os sentimentos não emergem do nada. Eles resultam de movimento, contenção e intensificação da excitação. Uma pessoa sente a progressão da vibração à pulsação, desta à corrente como um aprofundamento da autofruição e da participação no mundo natural circundante. As correntes fermentam sentimentos de integridade e unidade com a natureza.

Você já andou sozinho numa floresta em que o silêncio era absoluto e, nesse silêncio, havia tanta coisa acontecendo que quase o esmagou? O contato com a corrente é tão intenso que aquieta a mente, tão delicioso que se torna insuportável.

Eu passei a juventude na cidade de Nova Iorque e depois fui para a Alemanha viver na Floresta Negra. A Floresta Negra está a mil metros de altura — quase quatro mil pés acima do nível do mar. Fiquei louco semanas a fio. Eu não conseguia respirar satisfatoriamente e não conseguia imaginar o que estava acontecendo. Então descobri algo. Minha dificuldade de respiração não tinha a ver com o ar rarefeito ou com o número de células vermelhas no meu sangue. Era antes por que eu tinha sido tirado de uma câmara poluída e colocado num ambiente florestal limpo, cujas vibrações eu estava totalmente inapto para decifrar.

Demorou muito tempo para aceitar os sentimentos que essas vibrações criaram dentro de mim. Quando as aceitei de fato, reconheci que esses sentimentos eram aparentados à existência fora do condicionamento que recebi quando era uma criança muito pequena. Reconheci que provinham do mesmo oceano excitatório que vivi durante o período pré-verbal de minha vida, o período de minha vida em que experienciava o mundo diretamente em qualidades de vibração, pulsação e corrente.

O mundo que a maioria de nós não reconhece mais é o mundo da conexão vibrátil. Quando a nossa vibração emerge dentro de nós a entendemos como perigo — ou a tratamos como a um estranho. Aceitamos essa conexão em suas formas mais rebaixadas: "Preciso de você; quero você; gosto de você; você me faz sentir bem..." Mas quando somos colocados diante de uma vibração intensa, a maioria de nós é incapaz de aceitá-la. Pensamos estar doentes, esquisitos. Não reconhecemos a nossa vida nesse nível.

*Somos mais quando estamos vibrantes*

A nossa individualidade é o nosso ritmo pessoal de pulsar. Nossa relação com a gravidade, nosso diálogo de recuo e avanço conosco e com os outros, nossos padrões de respiração, de ação, nossos sonhos e amores, as qualidades dos nossos tecidos e órgãos são afirmações de nossa individualidade pulsátil. Elas determinam o modo como nos percebemos e percebemos nosso mundo, como criamos nossos valores, nossas necessidades e escolhas. Uma pessoa com tecidos sem muita motilidade e vibração se sentirá mais fraca do que o mundo e esperará, portanto, que o mundo ora a ataque, ora a proteja. Uma pessoa que demonstra uma grande quantidade de vibração se sentirá ora desafiando o mundo, ora em harmonia com ele, mas nunca se sentirá submissa.

Enganamo-nos ao pensar que se pulsarmos e variarmos a nossa autoexpressão, seremos instáveis, não confiáveis e não saberemos quem somos.

Com base neste engano, continuamos em busca de uma identidade de acordo com as definições dos papéis socialmente aprovados. Negamos os padrões mutáveis da nossa individuação tentando manter uma imagem inalterada. Mas identidade rígida não é individualidade. Para afirmar nossa individualidade, temos de abrir mão de procurar papéis e atitudes estáticas e, em vez disso, buscar a conexão com nossos próprios ritmos pulsáteis. Ser um indivíduo é antes imprimir no mundo a variedade de nossas expressões do que meramente imitar a expressão de outra pessoa.

Quando nos identificamos com nossas correntes, descobrimos nossa própria continuidade. Pulsações e correntes são descontínuas; ainda assim, há uma continuidade até elas. São como ondas quebrando na praia. As ondas são descontínuas, mas o processo é contínuo. Não há continuidade que não incorpore algum tipo de descontinuidade. Viver essa descontinuidade pulsatória destrói estereótipos, exige que abramos mão do velho e criemos novos espaços, novas formas, novas conexões. Negar esta descontinuidade é uma tentativa de estabelecer segurança, posses permanentes, uma estrutura social rígida.

As vibrações, pulsações e correntes expressam o sentido de excitação e desconhecimento que surgem a partir do mover-se da posição horizontal para a vertical. Se estou deitado, a minha pulsação está completamente calma e estável. Sinto a firmeza de um só contato com a terra. Se fico de pé, minha pulsação torna-se mais intensa e meu contato com a terra, instável e com duas extremidades. Quando fico de pé, eu balanço. Mudo de um pé para o outro. Movo-me para frente e retraio; me aproximo e recuo; sei e não sei. Digo *sim* e digo *não*.

Tudo no ser humano aponta para a descontinuidade. Estamos pulsando o tempo todo. As ondas peristálticas fluem dos sistemas alimentar e vascular. As fibras nervosas pulsam. Assim fazem os relógios biológicos que regulam o fluxo dos fluidos glandulares. Rir e chorar, orgasmo e ejaculação são pulsáteis, rítmicos. Os músculos alongam-se e flexionam. Eu me abro e fecho. Amo e não amo. Meus sentimentos vêm e vão. Eu *sou* a minha descontinuidade — minha conexão e minha desconexão.

Quando duas pessoas conectam-se sexualmente, o aprofundamento de sua conexão apresenta um padrão rítmico. O "forçar" a própria sexualidade expressa a necessidade de controlar a própria excitação, de restringi-la ou evitar perdê-la. Forçar acontece quando as imagens socializadas de desempenho interferem nos ritmos naturais da conexão corporal. Essas imagens de desempenho são internalizadas como contrações musculares crônicas que quebram os processos excitatórios. A força das ondas pulsáteis diminui. A receptividade diminui.

Se há interferência nas minhas correntes de energia, na minha liberdade, reajo violentamente. Uso de violência comigo, com você, com o meu ambiente. Contorço-me. Ou me amorteço, vivo numa espécie de sono. Restrinjo meus contatos sociais. Quando minhas vias de conexão são estreitadas, encubro a dor do estreitamento justificando para mim mesmo o retraimento. Arranjo satisfações compensatórias em vez de satisfações corporais. Preencho os ideais de outra pessoa; busco objetivos sociais e tento me sentir satisfeito desse modo.

## O Campo

Um dia, eu estava sentado na margem do lago de Zurique, olhando para o sul, em direção aos Alpes suíços; vi ao longe uma nuvem de gansos voando sobre o lago. O trem a cabo estava se movendo sobre a ponte, ao fundo. E de repente senti, vivamente, a minha conexão com aqueles pássaros em vôo ressoando de dentro de mim e cruzando o lago. Senti-me ressoando com o lago, com a ponte e as montanhas. Percebi-me como um ponto numa configuração imensa, um imenso campo de formas e coisas se formando interconectadas. E então senti meu *self* como a configuração. Senti meu *self* como *parte* do campo e *como* o campo — capaz de perceber meu entorno e ser meu entorno — com tudo conectado por essa configuração ressonante de excitação que estava experienciando. Pássaros e eu e água e montanhas e eu e pássaros.

Não havia segredos. Experienciei que o padrão da vida é estar formando novos padrões. Os pássaros ainda eram pássaros, não obstante não eram mais pássaros: eles voavam numa formação rítmica mágica de novas formas, novos espaços. O lago, as ondulações no lago, a ponte ao fundo, a respiração em mim, a pulsação minha com os gansos voando — tudo estava se formando de momento a momento nesse padrão deliciosamente vibrátil, nessa deliciosa quietude. Reconheci tudo, e não obstante tudo era irreconhecível. Aquilo que parecia ser firme, como a ponte, experienciei como simplesmente tendo menos vibração do que aquilo em que estava encravada. Experienciar meu *self* e meu mundo desse modo — antes vibrando e pulsando do que me adequando a conceitos e imagens — me levou a um universo pulsátil, fluido.

\* \* \*

De que modo uma pessoa se apercebe de suas próprias correntes? Se você já correu uma longa distância ou esteve profundamente imerso numa crise ou num concerto de rock, provavelmente sentiu as vibrações se transformando em fluxo elétrico. Quando você está apaixonado, isto acontece. Ali está você, na frente de sua namorada, palpitando e vibrando por dentro — todos os tipos de eletricidade correndo pelos seus ossos, lampejos de uma doce luz fluindo através de você. Você mal pode se conter. Não obstante, quanto mais se contém, mais sentimento tem; e há correntes de conexão, de excitação, entre você e o seu amor.

Uma maneira de sentir minhas correntes é fechar os olhos e prender a respiração. Ao fazer isso geralmente sinto excitação no peito e no abdômen. Quando expiro, sinto a excitação espalhando-se dentro de mim. Quando continuo minha respiração, ela segue minha corrente excitatória, fluxos rítmicos elétricos. Perco minhas imagens e pensamentos — meu cérebro, meu corpo é uma centelha de prazer; tudo tremula.

Descobri que viver com as minhas próprias correntes é agradável. Participar com minha própria pulsação é formar minha própria vida. Afinal, conexão e desconexão são fatos da existência, mas a *disposição* para desconectar é um ato de fé. É um ato de fé que acordarei novamente depois de dormir, que a pessoa que amo voltará, que se eu prender minha respiração respirarei de novo, que terei uma ereção novamente, que sempre serei alguém.

# O PROCESSO FORMATIVO

## Como Nos Tornamos Quem Somos

No filme *2001 – Uma odisséia no espaço*, um chimpanzé encontra um osso que aprende a segurar e erguer sobre a cabeça de tal modo que, passo a passo, torna-se capaz de acumular poder. Ele acumula esse poder se recusando a deixar o osso golpear o animal até que ele se estende plenamente e não pode mais se conter. Tente: levante uma raquete de tênis acima da cabeça, estique-se para trás e permaneça aí até que a vibração se torne tão intensa que você não possa mais se conter. Então bata na cama. Sua auto-inibição organizou as duas coisas, a sensação de poder e o próprio poder. Conter-se por tempo demasiado é congelar. Não se conter o suficiente é dispersar o poder e o sentimento de poder. A autocontenção apropriada é a essência da sensação de *self* e da sensação de poder. Kubrick transmitiu o seu conhecimento desse fenômeno no caso do homem guerreiro. Também é essa a experiência do homem amante.

O milagre e o mistério de minha vida é que me organizo e me formo. Chamo a isso meu *processo formativo*.

Experiencio o universo como um campo de excitação, um *continuum* de excitação, um oceano de correntes excitatórias. Minha excitação é a experiência básica da minha vida corporal.

Minha excitação se incha e expande. Essa expansão tem uma qualidade de impulso que me dá o sentimento subjetivo de crescimento. Quando estou me expandindo e crescendo, estou altamente carregado. Se a minha excitação em expansão continuar ilimitada, minha carga se dissipa.

Para que minha excitação não se dissipe, possuo uma função auto-reguladora, autolimitante, que me protege contra a descarga total. Fundamental à condição humana é a auto-inibição autônoma, que nunca permite realmente uma descarga excitatória total — a ausência completa de limites corporais — até que eu esteja a ponto de morrer.

Repetindo: num ponto crítico da minha expansão, ocorre o disparo de um autolimite que começa a inibir a minha excitação, me recolher, me comprimir. Quando meu coração se enche de sangue até o limite, ele diz automaticamente: "Chega!". Quando estou cheio de riqueza na minha vida, atinjo um lugar em que algo dentro de mim diz: "Basta." E então começo a me recolher, a digerir minha experiência.

Aqui começa minha formação de limites, minha corporificação — a formação de uma volta sobre mim mesmo, minha cápsula, meu continente. Começo a pôr limites em mim. Começo a experienciar meu *self* como separado, individualizado. Começo a sentir meu poder. Começo a sentir, atentamente, a forma do meu *self*.

Ao adquirir a forma de uma volta sobre mim mesmo* ou cápsula, minha excitação não pára de se expandir; ela se intensifica dentro de mim. Meu sentimento de crescimento ganha intensidade por estar contido. O resultado dessa intensificação é mais sentimento de percepção de mim, configurando-se como autoconhecimento.

Então chega um ponto crítico no qual abandono meus limites de modo a poder expressar minha excitação. Minha cápsula de contenção, além de intensificar meus sentimentos e percepções, serve como um canal para a minha auto-expressão. Quando expresso a minha excitação, interajo com o mundo através de novas experiências que me estimularão novamente a me expandir, conter e expressar o meu *self* formativo.

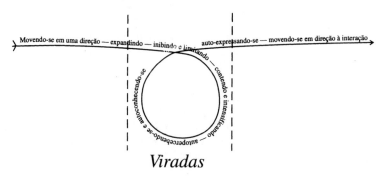

*Viradas*

À medida que vivo minha vida, os eventos mais importantes me formam para ser outro alguém. Chamo esses pontos altos do meu processo formativo de

---

*No original, "loop".
** "Looping"

viradas. Cada virada, cada curva do circuito** formativo encerra três fases: pré-pessoal, pessoal e pós-pessoal. Na fase pré-pessoal, minha excitação encontra-se indiferenciada. Na fase pessoal, ela se torna contida; minha individualidade e personalidade emergem. Na fase pós-pessoal, libero meus limites expressando a mim mesmo; ao fazê-lo, crio um *self*, um campo de realidade.

Quando uma criança nasce, deixa um mundo pré-pessoal e se transforma numa pessoa. Quando uma pessoa deixa o mundo da adolescência pelo mundo adulto, sua adolescência desmancha-se na impessoalidade e a sua condição adulta torna-se pessoal. Quando morre, deixa seu mundo pessoal e vive nas lembranças dos outros; o seu mundo é pós-pessoal.

Pense em situações na sua vida em que você passou por uma mudança fundamental. Algumas dessas situações se originaram do exterior, como ir à escola, e outras se originaram do interior, como a descida dos testículos. Pense em como esses eventos geraram sentimentos, imagens, novas formas de fazer coisas, novas relações com você mesmo e com os outros. Pense em como era antes e depois do ocorrido. Pense em como o ocorrido re-formou você.

Quando uma garota experiencia o início da menstruação, ainda não é ela; ainda não é pessoal. Depois de um tempo, a garota expressa sua menstruação individualmente. É ela. Quando sua mestruação cessa na menopausa, a experiência não é mais dela; é pós-pessoal.

Uma virada possui três etapas correspondentes às três fases do processo formativo. Cada transição de uma etapa para outra requer uma decisão que assumo organismicamente — às vezes conscientemente, às vezes não.

A primeira destas decisões é a de me restringir, de definir uma parte de mim mesmo, de lentificar a minha expansão. Se eu me perder nos meus sentimentos de expansão e não partir para a contenção desses sentimentos, nunca encerrarei a etapa pré-pessoal da excitação indiferenciada. Então decido encarnar, nascer, me formar.

Minha segunda decisão é continuar minha formação criando limites. Diferencio-me e me torno pessoal. Torno-me humano me corporificando a mim mesmo, moldando meu corpo. Se não formar limites, me encontrarei num limbo de não ser uma pessoa, de não ter uma forma.

Também posso manter meus limites demasiadamente. A intensificação dos meus sentimentos atinge um nível no qual sou levado a deixar meus limites, a abrir mão da minha forma atual. Minha terceira decisão é me tornar sem limites, ilimitado. Decido deixar a fase pessoal — da adolescência, por exemplo — e começo a entrar no mundo adulto, que é impessoal, pós-pessoal com relação ao mundo adolescente.

Na interface entre a fase pessoal e a pós-pessoal, quando estou a um passo de abrir mão dos meus velhos limites, estou no ápice de minha forma. E nessa transição entre o ponto máximo da minha forma e a minha forma mínima, configuro e intensifico minha excitação. Pense num homem a ponto de dar um murro, ou num dedo a ponto de bater numa tecla de piano. No ponto de impacto, a excitação se molda na sua forma mais acabada. Há o ponto mais alto da forma, do molde — no impacto. A forma é liberada para se formar novamente. O músculo se relaxa e contrai novamente para produzir outro impacto. Quanto maior minha excitação, maior meu potencial para formar minha própria realidade, minha própria verdade, meu *self*. Não estou sozinho na minha auto-expressão. Eu a compartilho com os outros. Minha excitação máxima pode ser o acorde maravilhoso que eletriza a audiência ou o nocaute. Minha expressão se imprime nos outros, e as expressões dos outros se imprimem em mim. É a interação entre a pressão de dentro e a pressão de fora que inaugura a formação da realidade.

\* \* \*

Toda a vida parece capaz de formar a si mesma. Essa autoformação é imprevisível e previsível, involuntária e voluntária, impessoal e pessoal. Todos nós formamos corpos; não obstante, cada um de nós forma um corpo singular. No processo de formação da minha singularidade, também posso formar ansiedade, por causa do risco de não ser capaz de me formar de novo. Ansiedade é o meu sentimento quando a continuidade do meu processo formativo sofre ameaça ou interferência. Ainda assim, nunca perco totalmente os meus limites, a não ser que morra. Todos nós abrimos mão da nossa forma, embora cada um de nós o faça de um modo singular. Todos morremos, embora cada um de nós forme a sua própria morte.

Nosso processo formativo relaciona-se com a nossa morte como com a nossa vida. Pode-se morrer em qualquer uma das etapas formativas. Há estilos

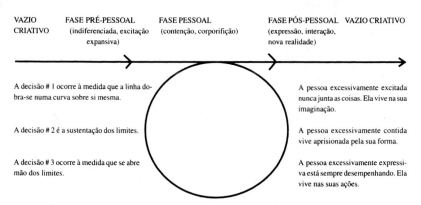

O momento mais intenso, mais altamente carregado da seqüência formativa é o momento da expressão. Por esse motivo, a seqüência pode ser reordenada como um processo de ascensão em direção à expressão. É preciso ter em mente, no entanto, que os aspectos de ascensão e descenso não são separados, porém conectados tão intimamente quanto os dois lados de uma faixa de Möbius.

de morrer em que as pessoas se contêm em demasia, se comprimem até a morte. E também há estilos de morrer em que as pessoas anseiam demais por se soltar, estão prontas demais para desencarnar e entrar na fantasia. O que isso me diz é que a nossa morte é uma virada, uma decisão organísmica que se constitui numa parte integral do nosso processo formativo.

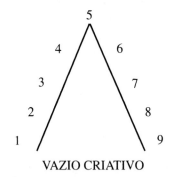

VAZIO CRIATIVO
(5) expressão e extensão; nova interação; aceitação interativa do desconhecido.

(4) foco crescente sobre os objetivos e vias de expressão.

(3) seleção e rejeição; escolha de atitudes, habilidades, valores.

(2) reorientação incipiente; exploração e reunião de informações.

(1) insight; novo sentido de direção.

(6) menos foco, visão menos precisa.

(7) admissão a múltiplas possibilidades.

(8) abandonar a forma; aceitação do desconhecido.

(9) re-formar do mundo.

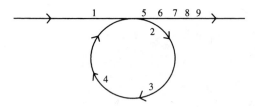

Pode-se encontrar obstáculos ou armadilhas em cada estágio da ascensão ou descenso. Quando isso acontece, o processo torna-se mais uma frustração ascendente e descendente do que um movimento para frente, pulsatório, em direção ao preenchimento.

# ATITUDES E PROCESSO FORMATIVO

O nosso *self* formativo é aquele conjunto singular de atitudes que nunca existiram antes. Esta resposta humana é o ato da criação.

Eu estava andando pelas ruas da Basiléia, na Suíça, e me lembro tão claramente de dizer a mim mesmo: "Solte os ombros, Stanley". Nada aconteceu. Então eu disse: "Está bem, solte o seu *self*". Tão logo disse-o desse modo, fui coberto por ondas de excitação. A mudança na linguagem me fez reconhecer que meus ombros estavam me mantendo numa atitude de medo — eu estava me prendendo com os ombros. E quando soltei os ombros e me permiti relaxar, fui inundado por uma maré de excitação, um grande sentimento global de êxtase.

Naquele momento o mundo tornou-se vívido e me apercebi de que estava conectado com todas as coisas. Ainda assim, a minha identidade social, todas as imagens e pensamentos que eu considerava como minha continuidade interior não se evaporaram. Simplesmente descobri: "Ei! Sou mais do que pensava, mais do que estive assumindo, mais do que costumava sentir. Não sou meramente a minha opinião de mim mesmo."

Encontrei-me num mar de conexão com todas as coisas e todas as pessoas ao meu redor. E exatamente como um avião levanta vôo no contínuo invisível do ar, governa com seu leme e manobra com as bordas de suas asas, senti que poderia navegar por onde me agradasse neste oceano de conexão.

Senti-me expansivamente imerso no mundo. E podia ver que todas as outras pessoas estavam no mesmo oceano no qual eu estava, só que a maioria delas não sabia. Elas não sabiam porque suas tensões musculares e respiração presa dentro delas tendiam a diminuir seu espaço. Não estavam se permitindo liberdade de expansão e expressão. Nesse *continuum* oceânico, elas estavam tentando manter a identidade do seu espaço de vida através de atitudes comprimidas.

\* \* \*

Geralmente, pensamos numa atitude como um conjunto mental. Uma atitude é um conjunto corporal. Nossas atitudes são a moldura da nossa forma. Padrões atitudinais existem em número ilimitado e sua interação é simultânea e complexa. Atitudes têm componentes musculares, emocionais e mentais. Os padrões da nossa excitação se manifestam como ação, sentimento e pensamento.

As atitudes formam o pano de fundo do caráter. No jogo de futebol, os jogadores e as jogadas, as formações e os estilos são como atitudes. Eles fixam os limites de como o jogo deve ser jogado. A qualidade do jogo — a expressão que emerge do ato de jogar — é o seu caráter. Um time é reconhecido pelo seu caráter combativo; o outro, por ceder à pressão.

Um número determinado de jogadas, não importa quão bem executadas sejam, leva a um jogo determinado. Se eu tiver atitudes rígidas, elas não definirão apenas o meu sistema rígido de crenças; definirão também o sistema rígido de sentimentos e o sistema rígido de ações pertencentes ao meu rígido conjunto corporal. Não é apenas meu pensamento que está densamente contido. É o meu corpo todo que não pode se mover livremente, que não pode sentir livremente.

Minhas atitudes combinam-se para formar limites que contêm e expressam minha excitação. Se minha capacidade de auto-expressão estiver severamente limitada, é porque desenvolvi atitudes que restringem a expansão da minha excitação. Travo os músculos nas minhas mãos, braços, boca, peito, barriga, pernas. Isto me faz precavido, conservador, desconfiado. Procuro tradições para me aferrar. Acredito que se apoiar no conhecido é mais seguro e melhor do que fazer as coisas do meu próprio jeito.

Quando estamos excitados e nossa excitação é aceita e apoiada, desenvolvemos atitudes que expandem nossos limites. Buscamos o mundo. Expandimos os braços, o torso. O coração se abre. Sentimos-nos expansivos e acreditamos que o mundo é amistoso, que ele nos inclui.

## Satisfação e Frustração

Moldamos a nós mesmos organizando atitudes — padrões de preparação para ações e ações reais. Há dois tipos distintos de atitude. Um deles está voltado para a satisfação; o outro, para a frustração. Tanto as atitudes voltadas para a satisfação como aquelas voltadas para a frustração procuram atender a necessidades instintivas e sociais e se manifestam nos sentimentos, nos pensamentos e ações.

A autoformação organiza minhas atitudes. Se eu estiver voltado para a satisfação, a organização do meu processo formativo crescerá a partir das minhas necessidades naturais. As atitudes de satisfação são caracterizadas por uma forma corporal de ir adiante, aprumada, equilibrada, flexível. Há uma simetria revelada como harmonia entre as metades esquerda e direita do cérebro — o lado prático e o lado intuitivo — e, mais freqüentemente, entre os lados esquerdo e direito do corpo. Os olhos são coordenados. As pernas, braços e torso são integrados. Os pensamentos e sentimentos são consistentes com as ações da pessoa, exatamente como há uma forma, uma graça, uma qualidade que reconhecemos como individual, um alguém.

Essa harmonia, integração e conexão são percebidas mentalmente como interesse, autoconfiança, imaginação e uma disposição de conviver com o desconhecido, no plano emocional como sentimentos de excitação, antecipação, amor e alegria. Pense no visionário. Pense nas pessoas que se comprometem solidariamente com uma tarefa, nas pessoas que amam fazer o que estão fazendo, que se sentem a serviço de si e dos outros.

A interferência na nossa auto-organização resulta na falência das atitudes voltadas para a satisfação. Tornamo-nos assimétricos e há uma perda da graça e da conexão. Se ambas as metades do corpo não estiverem envolvidas juntas na mesma ação, então estaremos realizando duas ações ao mesmo tempo: por exemplo, agarrando e empurrando, ou nos apegando e ao mesmo tempo tentando seguir adiante. Enredados num padrão de frustração, registramos pensamentos de insegurança, incompetência e confusão, sentimentos de ressentimento, hostilidade, inutilidade e desespero. Há um encolhimento geral do nosso *self*.

O predomínio crescente de atitudes de frustração conduz a níveis descendentes de organização, que indicam uma flexibilidade cada vez menor para continuar crescendo, uma habilidade corporal cada vez menor para continuar re-formando o *self* que se é. Continuando a nos sentir com uma interferência, recuamos para atitudes que já testamos — velhos padrões da infância, como a teimosia e a dependência, que podem se tornar mais profundamente entranhados a cada repetição racionalizada. Tornamo-nos repetitivos — tediosos e entediados.

## A Queda no Desamparo

No processo de autoformação, as pessoas invariavelmente encontram obstáculos. Há uma ausência de responsividade: uma criança procura a mãe e ela não está presente. Há impedimentos: uma criança avança a mão para pegar algo e sua mão recebe uma palmada. E há autolimitações: não consigo lançar-me para frente tão bem a ponto de pular vinte pés; tenho uma torrente de *insights*, mas dificuldade para traduzi-los em palavras escritas.

Um obstáculo me coloca uma ameaça quando experiencio que ele interfere nos meus padrões de satisfação. Choco-me com muitas situações inesperadas ao longo do dia, mas a minha experiência de algumas delas é que cortam os meus caminhos. Eu me sobressalto. Detenho-me antes de me comprometer a fazer qualquer coisa. Essa atitude de surpresa*, que varia em intensidade da hesitação ao assombro, é a minha resposta inicial àquilo que experiencio como interferência. Uma criança que sofre uma queda dura sempre se retesa antes de gritar. Uma criança que acabou de descobrir algo novo fica ali imóvel, totalmente absorta com o que está à sua frente.

A pausa da surpresa é fundamental para a aprendizagem. É a atitude corporal fixa que abre para a informação, para se ser in-formado. E pode ser explorada. Tanto a lavagem cerebral como a hipnose buscam capturar as pessoas nessa pausa, de modo a inocular sugestões. O estilo corrente de educação começa por desaprovar o movimento; a imobilidade dos corpos das crianças induz a padrões individuais de alerta que se aperfeiçoam e sustentam uns aos outros. A energia de alerta de cada criança pode então ser dirigida para a formação do papel do aluno ideal.

A atitude de surpresa e vigilância se transforma quer em curiosidade, quer em desagrado. A curiosidade é o primeiro passo para garantir o prosseguimento de alguém pois se transforma, por sua vez, em investigação ativa, fascinação, gozo e integração. O desagrado, por outro lado, é o primeiro passo da descida para a frustração, uma seqüência decrescente de excitação que conduz progressivamente ao desagrado raivoso, ao choro solitário e ao terror congelado do sentimento totalmente desamparado.

Vamos assumir que uma criança de 3 anos quer receber alguma atenção da mãe. Ela a vê no meio da rua e corre em sua direção. De repente, um cachorro grande sai dos arbustos, bem na sua trajetória. Surpresa, a criança hesita; o cachorro pode ser amistoso ou não. Se a criança decidir que o cachorro é amistoso, poderá dar a ele um tapinha carinhoso. Ela pode até decidir ficar, brincar com o cachorro e encontrar com a mãe mais tarde. Mas, também, se decidir que o cachorro não é amistoso, ela poderá se esquivar do animal e correr para a segurança das saias da mãe.

Pode acontecer, no entanto, que a criança seja pega na pausa da surpresa. Uma parte dela se dirige para a mãe, e outra parte igual recua frente ao cachorro. Ela se encontra presa no impasse de tentar dividir suas energias,

---

\* "Quando isto acontece com um organismo, aquela camada na personalidade que corresponde à época do trauma entra num estado grave de contração. Ele pode continuar crescendo acima desta camada, mas o crescimento não está enraizado naquilo que aconteceu antes da contração." — Comunicação pessoal de Alexander Lowen.

procurando correr em duas direções opostas ao mesmo tempo. Se for incapaz de se mexer, gritará por ajuda. Se essa ajuda não chegar, ela desabará, rendendo-se ao inevitável.

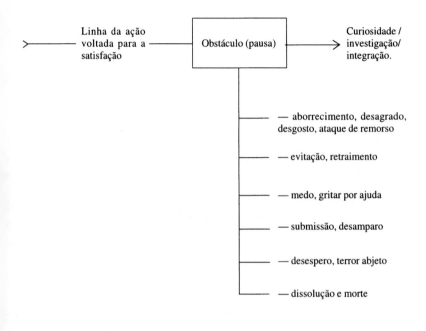

\* \*\*

A atitude de curiosidade é um sinal vital em qualquer sociedade, uma vez que indica o encontro e a resolução do inesperado. Não obstante, em alguns casos, o desagrado é socialmente aceitável e a curiosidade não o é. O desagrado é registrado emocionalmente como nojo e, mentalmente, como aversão. Uma criança pequena aprende a reagir às suas fezes e seus impulsos sexuais com aversão. Uma criança na escola aprende a ridicularizar qualquer aparência do sonhador, qualquer evidência de percepção estritamente individual — nos outros e nela mesma. Em cada exemplo, a expressão autorizada de aversão ganha forma por meio da atitude de aversão desautorizada que a criança já sente: com relação aos pais, por insistir em que ela seja "limpa" e, com relação às autoridades escolares, por exigir que ela fique imóvel e preste muita atenção.

O desagrado é sempre uma faca de dois gumes, voltada para si e para o outro. Suponha que eu coma algo que me faz mal. Posso cuspir, correr para a cama ou fazer as duas coisas. Mas a dificuldade é que eu ainda preciso comer — a menos que escolha me desligar e morra. Portanto, quer eu reconheça ou não, a minha atitude de desagrado expressa um conflito interior fundamental. E se eu não resolver esse conflito, ficarei de prontidão para rejeitar, com freqüência sem saber por quê. Nesse sentido, posso perder gradualmente meu impulso criativo e começar a perceber a satisfação meramente em termos de evitar interferências, eliminar obstáculos.

Para estender o exemplo da criança de 3 anos e o cachorro: ela pode ficar tão assustada que, mesmo depois de finalmente chegar até a mãe, ainda se sente consumida pela necessidade de se livrar do cachorro. A atitude de medo foi tão profundamente implantada nela que, nas semanas seguintes, ela continuou resistindo a sair de casa. Nesse meio tempo, o objeto do seu medo pode se tornar inconsciente. Mas mesmo que a criança saiba por que está com medo ela continua se sentindo desamparada, enquanto não tiver desmanchado os componentes neuromusculares e emocionais de sua atitude. E é assim que muitas pessoas continuam vivendo, superando obstáculos tais como ressentimento, inferioridade ou pobreza — obstáculos que ainda não cessaram de interferir nos seus sentimentos ou na sua forma corporal.

$$* * *$$

Se uma atitude de aborrecimento não descartar o obstáculo que a organizou, continuará operando. Ela estabelece um sistema fechado. Assim, uma atitude de frustração ligeira pode facilmente se desenvolver em recuo e gritos de socorro, e desse lugar é possível afundar até mais na submissão desamparada, no desespero e no desejo de abrir mão da própria vida. A cada passo da via descendente, enfraquece-se a forma. A excitação da pessoa se torna cada vez mais incapaz de criar um contorno para si mesma — como se poder ver nas intensas contrações musculares, que são parte da tentativa desesperada de se agarrar ao mundo. E o que se forma é uma pessoa amedrontada.

Todo esse caminho percorrido pela frustração é uma extensão e uma intensificação da pausa do susto. Desagrado, raiva, desamparo e assim por diante expressam estágios sucessivos de sentimentos fixados. Muita gente pensa assim: a vida é percebida como um processo de tentar superar o desamparo, a ansiedade. Enquanto não conseguirmos isso, continuaremos vítimas e prisioneiros, terrificados pela perspectiva da morte e igualmente amedrontados por estarmos vivos. Continuamos rejeitando as experiências de fragilidade da nossa infância; é essa mesma fraqueza "repulsiva" que projetamos sobre a velhice. E ficamos obcecados pela necessidade de cooperar um com o outro, para compartilhar aquilo por que passamos, de modo a que possamos desenvolver *insights*, abordagens, técnicas para a existência.

Uma outra maneira de visualizar a condição humana pode surgir da experiência do nosso contínuo formativo, que pode estar momentaneamente ameaçado, mas que absolutamente não se interrompe por situações de interferência. Nós podemos nos recuperar do susto inicial, ficar curiosos, investigar. Podemos, então, passar direto pela situação ou nos deter fascinados por nossa excitação — de tal modo a assimilarmos e integrarmos quem e o quê acabamos de encontrar.

As atitudes formativas buscam sua satisfação na expressão do novo. As atitudes de frustração anseiam por objetivos compensatórios. Estou com fome mas estou impedido de comer, então me sinto superior a isto dizendo: "Eu não me importo com comida". É fácil ver que o orgulho é uma elevação forçada, um endurecimento da parte superior do torso, do pescoço e do maxilar para compensar o esvaziamento e a impotência que estão aí. Em contraste, o verdadeiro orgulho de viver uma vida formativa provém de se estar preenchido pela própria excitação. A excitação se organiza como sentimentos de auto-estima e expressões de elegância e mobilidade.

## Desfazendo o Nó

É importante avaliar o fato de que atitude mental e atitude corporal é a mesma coisa — como Nina Bull assinalou em *The Attitude Theory of Emotions*.* Na maioria das abordagens educacionais e psicoterapêuticas, afeta-se a mente, enquanto o corpo mantém quase a mesma forma de frustração. Todo mundo pode se lembrar de alguém que, embora seja maravilhosamente perceptivo, ainda está girando em círculos com um peito contraído que lhe dá sentimentos de auto-estima rebaixada.

Se uma pessoa estiver paralisada numa excitação sexual frustrada, o truque é levá-la, corporalmente, a re-experienciar o estado de susto que deu origem ao seu conflito. O padrão de susto é a atitude essencial que precisa ser focada. Então a pessoa pode começar a re-experienciar e reformar aquilo que costumava ser terrificante ou tabu.

Começo a desfazer minhas atitudes de frustração experienciando e percebendo-as como meu corpo. Uma contração muscular crônica não é algo que outra pessoa está fazendo comigo. É algo que eu estou fazendo comigo mesmo. Ao chegar a reconhecer como me porto, começo a entrar em contato com

---

* A Teoria Atitudinal das Emoções.

os sentimentos, pensamentos e lembranças que se combinam com a minha estrutura. Começo a experienciar a história pessoal das amarras com as quais me amarrei, e, assim, eu me conecto com o corpo vivo que sou.*

Se desenvolvi atitudes de ser uma pessoa mental, então tentarei sentir como canalizo energia para a minha cabeça. Também observarei como me arranjo para acalmar a excitação no resto do meu corpo. Experiencio a forma de mim que alimenta meu pensamento às custas do meu sentimento e de minha ação — a forma através da qual eu permiti que o sistema nervoso se sobrepusesse ao resto de mim que se tornou uma espécie de primo pobre cuja existência é ora ignorada, ora denegrida. Tão logo escolho habitar a parte negligenciada do meu corpo, começo o processo de integrar suas mensagens: seus desejos e queixas. Começo a unir minha cabeça com aquilo que a mantém separada do resto.

Atitudes de desamparo e desespero se manifestam habitualmente no peito e nos ombros, já que é a partir dessa área que os sentimentos de confiança, expansão, riso e amor buscam expressão. Restringimos esses sentimentos colapsando ou rigidificando o peito, restringindo a respiração, o choro, o grito e as sensações de suavidade e vulnerabilidade. Ao encorajar a nossa respiração e auto-expansão, tanto física como mentalmente, começamos a re-formar essas atitudes.

A desorganização de atitudes é uma parte natural do processo formativo. É a parte da nossa formatividade que abre o caminho para a nossa re-forma. Embora sejam semelhantes superficialmente, há uma enorme diferença entre desintegração da frustração e libertação formativa. A frustração contínua conduz a sentimentos e pensamentos cada vez mais negativos, cada vez mais raivosos, restritivos e a formas depressivas de manter o próprio mundo. A experiência da desorganização formativa é um evento bem diferente. Ao aprender a soltar uma atitude que segurei por longo tempo, posso sentir um certo desamparo. Posso sentir dor e desconforto mental. Posso experienciar estranheza. Mas também sinto o fluxo excitatório reorganizando a mim mesmo. É o vazio criativo, não o buraco do inferno. É o meu lugar de escuta interna e alerta, não o lugar da miséria interna e do amortecimento. É o meu lugar de silêncio, no qual assimilo o velho e formo o novo — não o lugar de ressentimentos mórbidos, incubados, que alimenta o velho e aborta o novo.

Meu processo para dissolver atitudes e re-formá-las é um processo de aprendizagem por experienciação. Se eu vinha mantendo meu maxiliar endurecido e meus ombros levantados, experiencio o sentimento de in-formar e re-formar a mim mesmo à medida que quebro essas atitudes. Aprendo as formas dos velhos padrões de frustração e aprendo as formas dos novos padrões de auto-satisfação.

---

* Wilhelm Reich publicou essas mesmas descobertas em 1933, embora eu tenha chegado a elas independentemente.

A informação da minha esfera cognitiva chama-se *insight*. Aqui, novamente, o que merece atenção é a *atitude* do meu *insight* — sua forma, sua organização, não apenas o seu conteúdo. A nova formação se faz acompanhar por sentimentos e sensações de reorganização mental e muscular. A experiência do meu "Achei!" não estará completa até que esse processo de aprendizagem e formação envolva todo o meu *self*, e não meramente a minha função cognitiva. Movo-me diferentemente, me comporto diferentemente e sinto diferentemente, além de pensar diferentemente. Minha receptividade para novas situações continua formando meu corpo, meu *self*, para ser alguém.

# FORMA E CARÁTER

## *Como me mostro e como ajo*

O corpo não pode mentir. É incapaz de mentir. Somente o que sai da boca pode mentir; o corpo nunca mente.

A minha forma corporal particular, meu sentimento corporal particular é testemunha do meu caráter particular, meu modo particular de me comportar, tanto psicológica quanto fisicamente. Quem eu sou tem uma qualidade que permeia cada aspecto da minha existência e me torna reconhecível. Faço as coisas seriamente. Reajo bombasticamente. Irradio alegria. Destilo veneno. Este é o eu que formei e a individualidade que irradio.

Não estou tão interessado nos motivos por detrás do comportamento de uma pessoa. O que me interessa é a qualidade com que uma pessoa realiza um ato — com amor ou ódio, francamente engajado ou ambivalente. Pergunto a mim mesmo: Como é que o corpo dessa pessoa busca contato? É com a humildade servil de um cão batido? Ela se move cuidadosamente, como um escravo, de modo a agradar pelo seu desempenho? Ou a sua qualidade é a de uma desconfiança amedrontada, uma contenção que se expressa através de um peito rígido e dentes cerrados? Ela se aproxima agressivamente, com braços enrijecidos e pensamentos de vingança ou retaliação? Ou expressa sua satisfação global nos tecidos, que se expandem com prazer? Esse é o modo como leio caráter.

Reajo ao processo de interação com os outros e formo a mim mesmo segundo minhas experiências. Corporifiquei meus encontros com o mundo e eles deixaram sua marca. Meu caráter revela a qualidade da minha experiência de vida — seja ela amargurada ou agradável, tediosa ou otimista. As pessoas me reconhecem através dessa qualidade essencial. E eu reconheço a mim mesmo através dela. Tenho um amigo que é um fanfarrão, grande, agressivo, apreciado pela sua doçura; e outra amiga que é uma mulher vagarosa, de humor melancólico, apreciada por irradiar beleza.

\* \* \*

Nos primeiros anos, começamos nosso encontro com o mundo e as nossas respostas corporais formam nosso caráter e o despertar da nossa consciência. Há muitas variedades e níveis de encontro, muitas formas por meio das quais os processos excitatórios da vida podem se entrelaçar para suscitar forma. A forma do corpo inclui a moldagem do sentimento.

A excitação de uma criança e a excitação dos pais têm qualidades como a doçura ou o ressentimento que foram comunicar a ela nessa interação. A comunicação dessa qualidade de excitação dá à forma da criança um tom emocional. Se a excitação dos pais for pesada, com preocupação excessiva ou medo, ela comprimirá a excitação da criança; a criança se retrairá, se renderá, desenvolverá uma forma colapsada. Se a excitação dos pais for fraca, porosa, insegura, insípida, não oferecerá limites à excitação da criança; a forma da criança, então, não conhecerá seus próprios limites. Ela se tornará uma pessoa que está sempre testando o mundo, num esforço para encontrar alguém que a contenha.

Quando os primeiros encontros de uma criança com o mundo externo são restritivos — quando lhe dizem quase invariavelmente: "não toque" e a punem por tocar — ela começa a ser uma forma que desvia seus próprios impulsos de tocar. Uma criança em crescimento ensinada a se envergonhar de sua vida sexual pode vir a expressar essa vergonha na forma de um pescoço rígido. Ela se torna um caráter "rígido de pescoço". Uma jovem senhora com quem trabalhei disse que quando se masturbava endurecia o pescoço e travava o maxilar para não fazer sons. Uma outra me contou que deixava o pescoço rígido quando do se sentia sexualizada, de modo a impedir que os outros percebessem.

Por outro lado, uma criança cujos impulsos são aceitos pelo mundo na sua maioria desenvolverá provavelmente uma forma que manifesta essa aprovação com uma qualidade de ir para frente, de prazer ou segurança.

Há muitos aspectos da forma. Um aspecto da forma é a configuração e os limites de uma célula, a configuração e o limite de um organismo. Mas forma também é configuração e limite de um gesto. Há formas de cumprimentar e fazer amor. Há configurações e limites de comportamento. Há padrões de protocolo social. Há uma cerimônia na conversa entre certas pessoas que elas nunca ultrapassam. Neste sentido, a forma é o elo entre o visível e o invisível, entre o ato e o sentimento do ato.

\* \* \*

A forma é um processo lentificado. Parte do nosso processo formativo é construir novas formas que manifestem o sentimento do nosso viver. Se experienciamos a vida como processo, podemos ver que a experiência de espaço e tempo das pessoas se expressa pelo modo como estão no mundo. Podemos olhar para um tipo compulsivamente rígido e compreender que esta pessoa repetidamente restringe seu tempo — é pontual, estabelece prazos finais e restringe seu espaço de vida restringindo seu corpo. Seu corpo indica alguém que sente que não deve deixar expandir seu tempo e espaço, sair do controle. Ao contrário, observamos um caráter fraco, que não pode organizar uma forma integrada para conter seu espaço e tempo. Por lhe faltar autocontenção, autocompreensão, ela vaza, escorre. A pessoa contraída pode irradiar uma qualidade de amortecimento, de dor; a pessoa fraca, uma qualidade dispersa, precária.

Quando estou trabalhando com uma pessoa, tento compreender como ela se relaciona com o seu espaço vivo, como ela está sentindo o espaço que é seu corpo. Tento perceber quanto espaço ele toma para si, aonde coloca seus limites e em que extensão permitirá que esses limites sejam invadidos. Tento desenvolver um sentimento de como ela experiencia e vive seu tempo, quão comprometida está com viver seus próprios ritmos. O espaço e o tempo de vida de cada pessoa são expressos como o seu corpo.

Nossa autoformação não se desdobra no espaço; ela forma seu próprio espaço. Não estamos vivendo *no* tempo e espaço. *Somos* tempo vivo; *somos* espaço vivo. Pertencer a nós mesmos, possuir a nós mesmos é habitar o espaço e viver o tempo que nós mesmos formamos.

\* \* \*

É importante saber não apenas o que você faz, mas como faz. Saber que você se rebela ou até porque se rebela é algo incompleto. Experienciar o como — por exemplo, empurrando com braços e ombros — aprofunda e completa o sentimento de você mesmo.

Não há resposta pronta à pergunta de porque você adquire tal ou qual caráter. Por que escolher ser um caráter cronicamente contraído em vez de escolher ser um caráter livre? A porta nunca está fechada. A formação do caráter está enraizada no mesmo processo em aberto que nos forma enquanto corpos. Lembro-me de uma situação de grupo na qual eu estava. Um dos participantes, uma mulher de cinqüenta e cinco ou sessenta anos, tinha o caráter de uma queixosa. Ela se queixava de que não era capaz de finalizar nada, de que ela nunca se sentia satisfeita. Seu corpo era curvado e tinha uma aparência amarga. Havia escolhido formar um *self* mutilado.

Ela nos contou um sonho e ficava evidente a partir dele que queria morrer. Vários de nós assinalaram isso. No princípio, ela não podia reconhecer isso ela mesma; mas então, passo a passo, tornou-se claro para ela que a morte era o que realmente desejava. Sentia que a vida era tediosa e que morrer era algo que podia fazer de modo interessante. Querer morrer, no seu caráter, era a verdade expressa de um *self* esmagado. E à medida que começou a compreender como havia dado origem a esse caráter, à medida que começou a entender que estava escolhendo viver o seu passado no presente, ela começou a querer criar uma forma diferente de vida.

Por mais negativa que a estrutura de uma pessoa possa parecer no presente, houve um tempo em que atendia ao propósito desejável e útil de salvaguardar a sua identidade. Mas em termos do preenchimento de seu potencial, essa forma então desejável pode agora ser gravemente restritiva. E se a pessoa a mantiver por muito tempo, morrerá. Morrerá no sentido de que ela efetivamente truncará sua expressão vital.

Lembro-me de uma mulher com quem trabalhei: bonita, ossos grandes, enérgica, uma dançarina, músculos muito bem delimitados, calorosa, com grandes olhos negros que te convidavam a falar. Com 30 anos, era a irmã-mais-velha-de-todo-mundo, que não se casou. Quando apontei o papel de irmã mais velha com o qual abordava todas as tarefas — a atitude que tinha de ser a simpática não-agressiva, autonegadora — ela desmontou e chorou. Disse-me que seus grandes músculos encerravam sua raiva por aqueles que sentia que não a apreciavam ou não a valorizavam por querer agradar. Assinalei que seus limites musculares também a impediam de se mover como mulher. Ela chorou de novo, dizendo que se sentia impelida a ser uma dançarina para aprender a se movimentar graciosamente; relembrou que, na adolescência, a família ria de sua sexualidade nascente e lhe dizia: "Não se sacuda desse jeito." E pudemos ambos ver como o seu caráter, a irmã-mais-velha, moldou uma configuração que expressava a sua autonegação.

# IDENTIDADE E PROCESSO FORMATIVO

O nosso experienciar corporal desponta como uma continuidade de sentimentos que se molda a si mesma como nós. A moldagem da nossa própria experiência é a nossa própria identidade. Quando diminuímos nosso experienciar corporal, nos sujeitamos a deixar os outros dizerem quem somos ("Você é um homem de vendas"; "Você é um engenheiro") e quem devemos ser ("Seja uma pessoa mais agradável"; "Seja um trabalhador leal"). São nossas mensagens somáticas que nos ajudam a suportar a necessidade de aprovação e a dor da rejeição. Tão logo preterimos essas mensagens, começamos a adotar imagens e papéis preestabelecidos.

Por muito tempo, bastava relacionar-se consigo mesmo e com os outros com base em papéis que nos foram entregues. Perpetuamos categorias precisas para definir a natureza de quem somos — para apontar com precisão o que é ser uma mulher, o que é ser um homem, o que é ser sexual, ser adulto e maduro. A maioria de nós tenta criar identidade imitando e desempenhando esses papéis preconcebidos.

Até onde qualquer um pode lembrar, nossa energia foi quase inteiramente despendida para ganhar comida, abrigo e segurança — e nossas identidade foram consistentes com as nossas necessidades. Hoje em dia, no entanto, para muitos de nós, essas necessidades básicas já estão preenchidas. E no momento em que estas necessidades já estejam atendidas, deparamos com um *plus* de energia. Experienciamos então uma ânsia de entrar em situações novas, fazer novas conexões, permitir o surgimento de novas formas e imagens no nosso viver.

A singularidade que possuímos, nós, animais humanos, é que somos um processo em aberto. Nossas existências nos oferecem continuamente possibilidades novas de formar relacionamentos sem precedentes com os outros e com o nosso ambiente. Essa condição aberta é intrínseca ao nosso desenvolvimento humano.

Nosso formar contínuo dá origem a sentimentos de alegria — e também sentimentos de insegurança, ansiedade. Quando nos sentimos ansiosos, muitos de nós tentam conter a excitação se refreando, aferrando-se ao *status quo*, contraindo-se e restringindo-se em vez de escolher expandir-se. Formulamos filosofias, dogmas e outros sistemas de imagens que, ao nos estereotipar, nos garantem um sentido de identidade permanente. Mas quando tentamos nos padronizar dessa maneira, sentimos vergonha e culpa — culpa por nos esquivar do nosso potencial para formar a nós mesmos de modo singular.

Estamos situados entre dar continuidade ao nosso processo e nossas tentativas de recuar. Oscilamos entre querer a garantia do estabelecido e desejar deixar o velho se dissolver para que o novo se forme. Oscilamos entre a automanutenção e a autoformação, entre preservar um *status quo* e nos mover em direção ao ambíguo, ao incerto.

Quando desafiamos velhos padrões — papéis estereotipados, respostas musculares cronicamente enrijecidas, sentimentos fora de época — experienciamos a dor presente do nosso passado vivido. Também nos confrontamos com a insegurança do futuro. E se formos incapazes de empenhar nossa energia num caminho desconhecido de formação do novo, retrocederemos para a segurança entorpecedora daquilo que é familiar.

Evolução é a e-moção de viver. Neste momento específico, as formas da nossa cultura estão, lentamente, cedendo. Os estereótipos estão começando a ser superados. Com o desmanchamento do velho e a incerteza do novo, muitos vivem estresse e pânico; poucos sentem excitação e antecipação.

Os que experienciam pânico não foram capazes de se identificar com o seu processo formativo, com o sentimento e a pulsação de seus corpos. Aceitamos as imagens que os outros têm de nós; escolhemos nos dissociar da nossa excitação — talvez por causa da ausência de contato corporal, talvez por um desespero total quanto a sentir qualquer coisa. Viver com e através da nossa ferida e desamparo nos ajuda a continuar habitando nossos corpos, nos põe em contato com o que dará satisfação aos nossos corpos, não apenas às nossas mentes. Quando podemos experienciar a formação dos nossos corpos com prazer, descobrimos a nossa própria identidade.


## O Papel do Papel


Pedimos a nossos filhos que descubram quem são bem cedo na vida. Isto acontece pelo menos de três maneiras:

Primeiro, logo no começo, esperamos que uma criança se identifique com um certo autodomínio. "Não chore." "Não toque." "Controle seus intestinos." "Engula essa raiva." Há papéis definidos que a criança autocontrolada é levada a assumir: o bom menino, a boa menina, o obediente, o esperto, o cooperativo. A criança que assume um papel social aprende a ser a própria crítica de si mesma no lugar dos pais. "Não fui bom hoje; não encarnei o ideal."

Segundo, pedimos ao jovem que assuma um papel ocupacional. "Qual a sua escolaridade?" "Que tipo de trabalho você tem?" "Qual sua capacidade de ganhar dinheiro?"

E então pedimos a cada um que assuma um papel biológico ou sexual, que se identifique com uma noção específica do que é uma mulher ou um homem: mãe, pai, esposa, marido.

Todos estes são papéis culturais que dão forma à identidade do assim chamado ser humano civilizado. Dessas três maneiras — e de outras — a expectativa é que se encontre um nicho adequado na vida. Sou intuitivo, portanto estudo para ser artista. Tenho talento mecânico, portanto estudo para ser um técnico. Em cada caso, há uma pressão tremenda sobre mim para criar um conjunto de atitudes identificáveis. E criar um conjunto de atitudes é criar não apenas um sistema de crenças a respeito de quem eu sou, mas um conjunto de padrões de ação para implementar essas crenças.

Um papel serve a dois propósitos. Serve para me dar uma moldagem — o tipo de identidade através da qual o mundo pode me categorizar e me julgar. E também serve para me dar um sentido de continuidade interior e auto-reconhecimento, a partir do qual eu possa agir. Ao perpetuar certos sentimentos e imagens definidos, diminuo meu medo do desconhecido. Se meu papel se quebrar, me tornarei desorientado. Não saberei quem sou. Ficarei fora de fase com relação ao tempo consensual.

Para possuir uma identidade que forneça tanto uma referência externa para os outros quanto um sentido de identidade interior, a maioria de nós aceita papéis estabilizados. Aceito uma identidade estabilizada e morro dando vida a ela. Começo a viver um padrão aprovado e me apego a ele toda a minha vida. As únicas variações são que sou jovem, depois estou na meia-idade e finalmente sou velho. Durante a juventude e a meia-idade, ajo como deveria. E então na velhice estou esgotado — e tenho medo disso. Qualquer que seja a nossa idade, todos temos medo de ser inúteis, de não ter um papel útil para preencher, uma identidade útil para conservar. Portanto, quando seleciono meu papel, me sinto limitado a ele porque estou com medo de, sem ele, vir a perder as minhas conexões comigo mesmo e com os outros.

A principal alternativa aos estereótipos da nossa cultura ocidental foi a filosofia da cultura oriental de que a personalidade é uma ilusão, a diferenciação do cosmos é uma ilusão e cada um de nós é tudo. Do mesmo modo que a tradição ocidental, a tradição oriental serviu como um guia para as pessoas viverem suas vidas. Mas a abordagem oriental acabou não sendo um estímulo de crescimento maior do que a abordagem ocidental. Pois se já se é tudo, como tornar se alguém?

O que estou dizendo é que não tenho um papel fixo nem sou tudo no mundo. Não tenho que ser uma coisa fixa e não tenho de ser tudo. Estou sempre me formando, expressando aquilo que me molda, aquilo que me dá uma identidade.

Meu processo formativo revela-se por todos os caracteres, todos os diferentes estados fisiológicos e psicológicos do ser que se manifestam como meu *self*. Posso escolher me identificar com qualquer um dos aspectos do meu processo e vivê-lo. Posso escolher me identificar com vários aspectos concomitante ou seqüencialmente, à medida que eles emergem. Cada manifestação do meu processo tem sua própria duração que vai e vem. Há velhas manifestações e novas manifestações. Algumas são contínuas, outras descontínuas.

Sou contínuo e descontínuo. Nunca termino de me formar, mesmo que escolha não me formar. Impregnado pelo desejo de ser sempre jovem, posso escolher ser um perpétuo adolescente. Escolho ser jovem, portanto me torno um louco jovem velho ou um jovem velho louco. Nesse sentido, meu processo de moldagem diz quem eu sou.

* * *

Alguns anos atrás, cheguei à compreensão de que os papéis que adotei durante minha vida estavam incorporados em mim muscularmente. Compreendi que, para ser um bom menino, me restringi. Para ser esperto, me coagi. Para ser agradavelmente discreto, precisava traduzir a discrição em padrões de ação. Para esconder sentimentos inaceitáveis — raiva, medo, ternura, inveja, vigor — eu os encobria com uma musculatura apertada que prendia minha respiração e mantinha meu pescoço duro. Ao contrair os músculos dos meus membros, diafragma, cérebro, coração e órgãos digestivos, criei um *self* aceitável.

Os papéis que assumia formavam meus sentimentos. Afinal de contas, se estivesse me sentindo excitado e ruidoso, eu tinha de reprimir o grito e o canto para ser um menino quieto, bem-comportado. "Ser bom" significava restringir meus impulsos se eles ameaçassem as outras pessoas. E, portanto, formei o papel de ser bom, sacrifiquei certos sentimentos de vitalidade do meu viver. Não sabia mais com todo o meu organismo que esses sentimentos existiam. Meu corpo abriu mão de seu conhecimento desses sentimentos. Eles se tornaram somente uma lembrança.

Quando comecei a desafiar meus papéis disciplinados e obedientes, comecei a entender não apenas que eram dados socialmente mas também que *eu* escolhi corporificá-los. Estava aceitando condições que diminuíam minha própria ressonância, minha própria vida emocional. E quando comecei a afrouxar as contrações musculares em mim, quando permiti que os padrões de papéis corporais se desmanchassem, comecei a excitação de me sentir turbulento, rebelde e não querer agradar, as sensações decorrentes de ser barulhento, livre, vivo, sensual e sexualmente livre. Até comecei a cantar de novo.

Em suma, estava começando a habitar meu *self* corporal. E quanto mais eu fazia isso, mais conectado estava com o desejo de viver a minha própria imagem. Papéis têm um aspecto positivo até o momento em que organizam um comportamento coletivo. Não há família, comunidade agrícola, nação industrial sem a criação de papéis. Mas nós imitamos um papel. Auto-imagens, por outro lado, surgem do nosso processo individual de viver. Nossa vitalidade singular desencadeia cada uma das nossas auto-imagens. Cada auto-imagem reflete nossa autoformação singular.

## A Imagem Desobstruída

O modo como uma criança experiencia a ela mesma dá a ela sua identidade e gera sua imagem de si mesma. Essa auto-experienciação é grandemente influenciada pelos comunicados que recebe verbalmente e não verbalmente do seu ambiente. O ambiente envia mensagens que ajudam a definir quem a criança é e em que mundo a criança está. Por exemplo, uma criança nascida em meio ao asfalto e ao concreto de uma cidade experienciará a natureza como algo um tanto alheio, por estar marcada pelos padrões dos seus entornos artificiais. Ela se identificará com a civilização como algo natural. Uma criança criada no campo experiencia a cidade como algo estranho. Sua natureza não está no trabalho humano. Uma criança no Tibete ganha uma identidade. Uma criança em Nova Iorque ganha outra. A criança nas montanhas do Tibete se identifica com estar perto do céu, enquanto a criança de Nova Iorque se identifica com ser esperto e saber como se dar bem na selva urbana.

Quando você coloca a mão em alguém — para empurrar, machucar, relaxar, acalmar, amar — está transmitindo uma experiência. Seu *self* ressoa com o outro e você transmite a vibração de sua experiência, que ajuda a formar a identidade do outro. O engano que cometemos com freqüência na educação das crianças resulta não apenas do que dizemos a ela; também é o resultado do mau manejo da criança. Podemos dizer "te amo", mas podemos comunicar uma experiência muito diferente, dizendo-o com mãos insensíveis e inflexíveis, com corpos rejeitadores. A criança então sente: "Não sou amado. Há algo de errado comigo." E nascem os papéis de vítima e culpabilizador em vez do papel daquele que é amado.

À medida que uma criança se desenvolve, seus padrões são afetados pelas pessoas mais experientes, que têm mais energia; e ela é afetada de outras maneiras pelas pessoas menos carregadas de energia. A experiência é transmitida desse jeito. Às vezes, é transmitida como uma ordem: "Não toque isso", ou "Toque-o assim." Mais freqüentemente, a identidade se forma com sentimentos. A tristeza do pai ensina à criança que o mundo é infeliz. A ansiedade da mãe ensina à criança que o mundo é perigoso ou, pelo menos, incerto. O pai diz, não verbalmente, "Não tente ser mais esperto de que seu pai"; portanto, a pessoa se identifica como sendo mais bobo do que o papai, sua admiradora ou torna-se rebeldemente mais esperta.

A padronização adulta dá o tom do aprimoramento ou do esmagamento da excitação da criança. A pessoa crescida fornece um *feedback* de como a criança experiencia a si mesma, *feedback* esse que encoraja ou desencoraja o desenvolvimento de um *self*. Um adulto que ressoa com a excitação da criança a enaltece para si mesma e a ajuda a formar uma auto-imagem. Um adulto que trata uma criança como um animal a ser domesticado e treinado mutila a excitação desta criança. Quando uma criança tem de amortecer sua vibração para ganhar aprovação, torna-se alguém que precisa que os outros a definam. O amortecimento de si mesma é o prelúdio para sua aceitação obediente e sua adaptação a papéis.

Muitas pessoas me disseram que seus pais não eram responsivos e isto as fazia se sentirem abandonadas; ou que seus pais não estavam disponíveis e isto as fazia se sentir indesejadas. Quando crianças, essas pessoas identificaram seus papéis através dos corpos de seus pais. Nossos impulsos de amor, nossas idéias perdem seu impulso vibrante quando as figuras de autoridade respondem negativamente, ou quando não respondem de modo algum. Às vezes, sua desaprovação reforça a tenacidade de nossa vibração; porém, com mais freqüência, principalmente quando o *não* autoritário não tolera alternativas, desenvolvemos um medo de formar quem nós somos.

Em nenhum lugar no Ocidente ou Oriente os que estão por cima nos dizem que podemos nos identificar com nossas pulsações, nossas correntes, nossos sentimentos. Algumas autoridades dizem que temos essas coisas, mas não acreditamos nelas e, seguramente, não nos identificamos com elas. Contudo, acredito plenamente que o ser humano que nega o seu processo corporal está negando a única identidade que ele poderá continuar tendo para sempre. O corpo vivido que sente e sonha sempre está formando uma imagem. Quando tiramos todos os papéis — de médico, advogado, chefe índio — nossa experiência biológica nos dá uma visão pessoal de continuidade e conexão. Esta é nossa imagem viva. Ao nos identificarmos com ela e ao mantermos contato com a nossa experiência corporal como fonte da nossa auto-referência, desenvolvemos uma segurança, uma sonoridade, uma lealdade e um prazer na formação de nossas vidas.

# AUTOFORMAÇÃO ATRAVÉS DA NEGAÇÃO

A autoformação pode ser articulada pelas contrações musculares crônicas, que tendem a deformar nossos pensamentos e emoções, assim como a graciosidade de nossos corpos. Se eu contrair meu peito cronicamente, sentirei que não amo, não sou amado e acreditarei que a vida me tratou mal, me passou para trás. Se, de acordo com isso, eu restringir meu choro e cerrar os punhos para não atacar, arderei em fogo lento com a afronta inexprimida e emitirei entre dentes a opinião de que este é um mundo cão.

Contrair o próprio *self* é restringir seu próprio quadro de referências. Tente: feche os olhos e enrijeça o pescoço. Prenda a respiração; encolha os ombros. E agora sinta como está por dentro. Experiencie seu espaço. Que tipo de imagem você obtém do mundo? Agora comprima-se de novo e emita um som. Ouça o seu som contraído. Depois, com os olhos ainda fechados, solte a compressão. O que acontece com o seu som? Abra os olhos e cumprimente o mundo. Soltar uma contração muscular é permitir que o mundo ganhe outra face.

Uma contração muscular tem valor positivo desde que esteja a serviço de uma defesa pessoal de curta duração. Contrair é a nossa maneira corporal de dizer *não* à interação plena, conosco e com os outros. As pessoas se contraem para evitar serem machucadas. Esquivamo-nos do dano corporal, quer o risco venha de fora ou do ímpeto de nossos próprios sentimentos e necessidades. Diminuir nosso *self* é diminuir nossas sensações. Ao nos restringirmos, restringimos nosso sentido de dor — e de prazer.

Uma criança corre o risco de morrer se não responder ou não puder responder às vocalizações inibidoras e aos gestos dos mais velhos. Se ela estiver próxima do perigo, será um apoio vital para ela reagir ao "Não!" de seus pais. Mas quando seus pais usam arbitrariamente o *não* a ponto de a inibição transformar-se em treinamento, começa então uma guerra de vontades. A criança também tem um *não*. E se o *não* dos pais esmagar repetidamente o *não* da criança, ela começará a sentir que estão interferindo nela. Pouco a pouco, desenvolverá a imagem de um mundo antagônico: um mundo em que não é seguro se movimentar, um mundo em que a exploração tem como resultado a catástrofe.

Quando uma criança diz *não*, ela realmente quer dizer isso. *Não* é uma afirmação da individualidade. Uma pessoa em crescimento enfraquece se não vier a valorizar e utilizar seu *não*. E se os pais abusarem de seu *não*, a criança passará por um momento muito difícil, aprendendo a usar o seu *não* sem abusar dele, igualmente. Quaisquer pais que se aferram ao *não* a bem da disciplina ou proteção constante estão ignorando o *não* da criança. E a resposta da criança, além da desvalorização do seu próprio *não*, é ora desconsiderar, ora se submeter ao *não* esmagador dos pais.

Se, como pai, você sentir o seu *não* quando o comunicar à criança, ela o escutará e respeitará. Mas se o *não* se tornar um hábito, se ele estiver inseparavelmente ligado a um sistema severo de educação infantil, então suas reprimendas abafarão a excitação da criança e contribuirão para formar rancor. A criança regularmente repreendida ou batida, quando fala abertamente, aprende a travar os maxilares e continua a fazer isso muito tempo depois que sai de casa.

* * *

Usamos nossa habilidade de autocontração demasiadamente, em grande parte porque nos dá um sentimento de poder. Quando nos estreitamos e restringimos nossa pulsação, interferimos no nosso processo. Criamos para nós mesmos a ilusão de ter parado o tempo, de ter alcançado uma realidade estática. Acreditamos que estamos seguros nessa situação estática. E acreditamos que estamos salvos — que abraçamos nossa imortalidade.

A manutenção de contrações musculares produz sensações de "para sempre", obstruindo a atividade metabólica. Ao constranger o próprio *self*, estreita-se a corrente do presente; lentifica-se o fluxo pulsante da vida e forma-se a fantasia de um tempo sem fim — uma fantasia de eternidade que pode ser visualizada em termos do passado ou do futuro, mas não do presente. De qualquer modo, há uma esquiva da experiência atual, de "presenteidade".

O estado de "para sempre" suplanta a nossa sensibilidade para a verdade de como a vida vai e vem, se forma e se desmancha, nasce e morre. É absurdo. A maioria das pessoas está tão dedicada a imortalizar sua vida presente que não pode postular uma vida futura substancialmente diferente dela. Elas não podem e não permitirão a si mesmas conceber uma nova forma de viver. Ao comprimir seus corpos, deformam suas percepções — seus próprios sentimentos e imagens sobre as muitas maneiras de se estar vivo.

Nossa cultura ocidental nos ensinou a cultivar o mau uso da nossa capacidade de inibição. Encorajam-se atitudes estereotipadas e conscientemente perpetuadas. Pense em como se aprende a mascarar o nosso rosto para esconder o sentimento. Considere como se pratica não chorar com o peito e a barriga, como se trabalha para comprimir a dor na cabeça, onde se pode disfarçá-la de modo mais eficiente. Por vários séculos, vem-se praticando a diminuição de si através das mais variadas técnicas do poder constritivo. E, ao fazer isso, abafamos nossa paixão e empatia naturais. Comprimimos nosso *self* emocional.

Os sentimentos do coração, amor, ternura, desejo, são expressões básicas da nossa corrente vibrátil, pulsatória. Quando contraímos nossas correntes de modo a restringir os sentimentos do coração, nos tornamos criaturas que não respondem emocionalmente à vitalidade dos nosso *self* ou do nosso ambiente. E assim é. Tendo nos treinado a ser emocionalmente desérticos, estamos agora transformando nosso planeta num deserto.

## *Estreitando Nosso* Self

Tão logo uma contração pára de estar a favor da sobrevivência e perdura depois do seu momento de utilidade, torna-se um fator negativo. As contrações musculares crônicas, quer sejam induzidas culturalmente ou auto-induzidas, trazem a autoderrota porque são demasiadamente autoprotetoras, autodistanciadoras. Se mantivermos uma atitude constrita, nos tornaremos desconectados não somente do mundo em volta de nós, mas do conjunto de segmentos do nosso próprio ser. A ironia é que, para evitar o perigo, para nos salvar da morte, negamos parte do nosso viver.

Numa época ou em outra, todos sacrificamos partes do nosso *self* para que o restante permaneça vivo. Por exemplo:

1) O homem com peito afundado, ombros encurvados. Sua cabeça estende-se para a frente como a de Quasímodo. O que estaria expressando, a não ser autonegação? Em vez de estar preenchido pela sua verticalidade, ele esmaga a si mesmo. Está com medo da sua excitação — com medo de que ela possa controlá-lo, se ele não a controlar.

2) A mulher cuja pelve se contrai como a de um cão batido. Suas pernas estão apertadas uma contra a outra; sua vagina, embaixo, encolhida. Talvez tenha uma barriga proeminente. Com a metade inferior do seu corpo, está comprimindo e empurrando para frente, enquanto a metade superior está inclinada para trás como se se afastasse de algo repugnante. Ela não quer receber nem dar. Tem medo de encher e esvaziar. "Eu te desafio a me fazer abrir" — diz ela.

Quando alguém vem me ver com ombros encurvados ou um traseiro contraído, tentamos descobrir em quem ele se transformou. Também tento levá-lo a se perguntar: "O que continuo fazendo? O que não estou deixando viver? E como é eu não deixar isso viver? Estou com medo do que possa acontecer se deixar cair meus ombros?" E, a cada vez, nós dois chegamos à surpreendente descoberta de que a liberdade de ser responsivo é assustadora para essa pessoa. "Se eu deixar cair meus ombros, poderei expressar a raiva que sinto do meu pai. Posso até bater nele e isso não seria certo, porque me tornaria o que nenhum de nós deseja. Então é melhor que eu continue sacrificando meu impulso, do que me exceder."

Escolhemos nossa maneira de sofrer. A parte de nós em que sofremos é a parte em que pior manejamos a intensificação da excitação.

Lembro-me de um trabalho com uma mulher que tinha esclerose múltipla. Certa vez, uma explosão de sentimento percorreu suas pernas e ela disse, de modo bem espontâneo: "Sabe por que eu me aleijei? Porque sempre que eu procurava minha mãe, ela não estava lá." Sua decisão pode ter sido inconsciente, no entanto ela *escolheu* não andar. Ela disse *não* ao seu impulso expansivo para andar.

Influências negativas do ambiente agiram como amortecedores no desenvolvimento dos padrões excitatórios desta mulher, contribuindo para a sua escolha de infantilização e deterioração subseqüente. Mais tarde, no decorrer da vida, quando sentiu um ressurgimento do impulso para expandir, suas próprias pernas restringiram sua capacidade de expandir.

Ainda assim, ela estava intensamente viva. Todas as pessoas depressivas estão vivas; estão vivas de uma maneira dilacerante. Sua vitalidade lhes é insuportável. Há tantas pessoas que não suportam a vida que estão tendo! Elas vêm trabalhar comigo e ainda assim reclamam que querem mais vida, mais excitação. Que paradoxo!

## *Abarcando Mais* Self *de Nós Mesmos*

Podemos perceber que nossa contração é indesejável. Mas enquanto não soubermos como conter a nós mesmos de modo flexível, estaremos presos aos nossos rígidos contornos.

A arte de viver nossa vida corporal é a de criar continuamente novos continentes, formas em evolução. Quando nossos limites são cronicamente restritivos, parecemos ilhas. Se nossos limites forem subdesenvolvidos, nos manteremos perpetuamente ativos, para evitar a fragmentação.

Conter a nós mesmos é abraçar o nosso vivente sem, entretanto, sufocá-lo até a morte. Os sinais de contenção são a plenitude do sentimento, o aprofundamento e a maturação da experiência de si. Pense num estômago cheio ou num seio cheio de sentimento. Em que ponto pára a contenção e começa a autonegação? Pense numa bexiga distendida ou num seio regurgitado de leite.

Quando atingimos a borda da expressão, o ápice excitatório do nosso processo formativo, paramos. Não queremos permitir o próximo passo. Não queremos abrir mão do nosso continente. Apertamos, defendemos o impedimento da expressão natural das nossas energias contidas, registramos como dúvida e dor. E se continuarmos a nos prender, experienciaremos uma diminuição geral de sentimento e excitação, estaremos nos comprimindo até a morte.

No decorrer de minha vida, construí limites temporários. Coloquei limites transitórios para o meu *self*. Um pescoço rígido pode ser o limite que expressa meu sentimento presente de "Não estou confortável, não me invada." É impossível para mim me arriscar à interação sem me inibir e me limitar, em maior ou menor grau. Viver realmente me machuca, às vezes. Interagir com o mundo conduz, de fato, a que eu levante barreiras protetoras. Experienciar minhas inadequações pessoais e elaborá-las deixa suas marcas, inevitavelmente. Cada evento inibitório forma o meu caráter, como as torções num tronco de árvore.

Mas também desejo abrir meus limites, me mover além das minhas inadequações passadas. Ser aberto ao meu processo de vida é sentir meu desejo de continuar experienciando. E, assim, continuo indo ao lugar onde pergunto a mim mesmo, verbalmente ou não, o quanto estou desejando e sou capaz de experienciar. Às vezes, acho que esqueci a chave que abre minhas antigas fronteiras e peço a um chaveiro que me ajude — quer fazendo uma nova chave ou desmontando a trava.

Ainda assim, mesmo com a ajuda de um chaveiro, não é suficiente que eu me destranque. Não é suficiente simplesmente parar de me negar. Também preciso começar a aprender como me afirmar. Esta não é uma aprendizagem cerebral; é uma aprendizagem que se dá em todos os tecidos, órgãos e fibras da minha carne. Aprendo com o meu corpo a me encher com a minha excitação, a conter minhas correntes, meus sentimentos, meus pensamentos e percepções. E essa é a força da minha vida.

# A DECISÃO DE FORMAR O PRÓPRIO CHÃO

O que se segue é a transcrição de um seminário de fim de semana para profissionais, uma situação de ensino. Os participantes teceram comentários e havia uma tentativa explícita de tecer teoria a partir da prática, de mostrar como o *self* aprende a se perceber a si mesmo e a fazer autocorreções, experienciando suas ilusões e tornando-se mais vivo no presente.

Quando as pessoas me procuram para ajudá-las, quer individualmente ou em grupo, habitualmente peço que fiquem parcialmente despidas, para que ambos possamos ver a maior parte possível de seu corpo sem invadir sua privacidade. Na maioria das vezes, elas apresentam um problema de vida e tentamos articular a natureza de sua situação de vida com a forma e o movimento de seus corpos. Nesse caso, Fred foi voluntário como sujeito a ser diagnosticado — para ver se poderíamos deduzir de sua postura corporal quais seriam seus problemas. Do modo como aconteceu, o procedimento diagnóstico se transformou num processo de cura.

Fred era alto, de ossos grandes e se postava de modo rígido. Parecia um garoto que tivesse feito *body-building* para se fazer um homem, um garoto que tentava parecer maior e mais valente do que realmente era. Sua expressão facial era a de uma estátua — como uma máscara, dura feito pedra, não reveladora. Ele ondulava sobre os pés como uma bandeira ao vento, muito pouco à vontade, muito desconfortável com estar ali. Para mim, ele demonstrava três características distintas: sua infantilidade, seu traço inflado e sua rigidez. Eu estava interessado em descobrir como essas características corporais definiam as situações de vida pelas quais passara.

$$* \ * \ *$$

*Stanley*: A primeira pergunta que me faço é: como esta pessoa está enraizada? Qual a sua relação com a terra? Qual é a qualidade dessa conexão? Quanta energia essa pessoa apresenta estando em pé, aqui? Ela é inerte? Vibrante?

Qual é sua forma, emocional e fisicamente? Como está corporificado? Como habita a própria carne? O que seu corpo está tentando dizer? Que tipo de sentimentos ele comunica a você? Qual a sua afirmação de vida a você?

*Participante*: Vejo mais vitalidade ao redor da cabeça do que nos pés e nas pernas. Vejo um geniozinho.

*Stanley*: Está bem, qual é o sentimento da sua imagem de geniozinho? Em torno de que sentimentos essa pessoa se organizou, de esperança, de desespero?

*Participante*: Sinto que há uma qualidade sombria.

*Participante*: ... uma coisa remota.

*Stanley*: Então eu perguntaria a ele: o que parece esta coisa sombria? E como esta qualidade sombria se relaciona com o geniozinho, com o seu estado cerebralizado? Por que ele está se remoendo? O que ele está sendo? Experiencio o seu modo de estar no mundo, e o modo como o sinto me ajuda a construir um sentido dele. Sua qualidade sombria me diz como ele está enraizado e me dá pistas para entender porque ele não quer se enraizar mais — porque ele fica tonto.

*Participante*: Você poderia explicar de novo como ele está começando a fazer sentido para você?

*Stanley*: Sua qualidade sombria comunica um sentimento de desapontamento. Em algum momento na sua vida, ele não recebeu algo crucial de que precisava. Temos de descobrir o que não foi preenchido nele. Agora, ele expressa um pedido silencioso. Seria "toque-me"? Seria "abrace-me"? O que é? Junto com a qualidade sombria, há uma qualidade de reserva, de resignação e retraimento, resultando numa densidade corporal e num retrair-se do mundo.

Ele também tem vitalidade. Pode-se ver isso nos olhos. Esta pessoa é forte. Seu corpo não é fraco; tem substância. Seus tecidos não são como um pudim. Talvez ele seja desenraizado porque está preso entre querer contatar conosco de uma maneira vital e evitar o possível desapontamento de ser rejeitado.

Ele mantém seus ombros apertados contra o tórax, contraindo o peito. O que isso faz com seu espaço vital? Que tipo de sentimento surge dessa constrição? Que tipos de pensamentos emergem da sua capacidade limitada para se expandir?

*Participante*: O que me vem, à medida que olho para ele, é um tipo de qualidade de estátua.

*Fred*: Não sei nada de "estátua". Estou de pé aqui tentando realmente estar presente e ouvir ao mesmo tempo.

*Stanley*: Está bem, concordo com você, mas como você está aqui? Você olha para mim como se estivesse sentado atrás de uma carteira numa sala de aula — obediente e imóvel.

*Participante*: Lembra, Fred, ontem eu lhe disse que pensava que você tinha dificuldade para sentir. E no entanto você é extremamente perceptivo. Você capta todo tipo de coisa em todo o mundo. Você é o primeiro a captar as coisas e acerta. Estou me perguntando o que é esse contraste.

*Stanley*: Como sua forma corporal expressa isso?

*Participante*: Ele está recolhido dentro dele mesmo. Está de pé aqui como uma torre de vigia.

*Participante*: Seu corpo está dizendo que se mover é perder algo da sua percepção do ambiente?

*Stanley*: Ou está dizendo que, se ele se mover, terá medo de vir a perder seu sentido dele mesmo?

*Participante*: Mover-se é sentir.

*Stanley*: Certo. Então ele diminui seu movimento. Ele se tira do chão. Vamos ampliar isso. Como vocês acham que ele toma decisões? Como acham que ele exercita sua liberdade, suas potencialidades?

*Participante*: Quando você ficou de pé no começo, Fred, me veio à mente que você estava preso entre a resignação e o desafio, e é isso que gera a imobilidade. Nenhum dos dois sentimentos consegue se expressar.

*Stanley*: Isto é importante. Ele está vivendo um impasse.

*Participante*: Fred, eu estava notando que quando as pessoas estão falando com você, seus olhos parecem recuar. As fendas se estreitam, como se você estivesse perscrutando por trás de uma parede grossa.

*Stanley*: Está bem, já é bastante coisa negativa. Você não pode avaliar uma pessoa ficando só com o que está errado. Vejam se podem descobrir o que há de positivo nele.

*Participante*: O corpo é bem proporcionado.

*Stanley*: Sua mente é bem proporcionada?

*Participante*: Uma espécie de coragem.

*Stanley*: Ele é corajoso nas suas percepções?

*Participante*: Há uma certa integridade.

*Participante*: Há um olhar direto.

*Stanley*: Sim, meu sentimento é que este homem de fato tomou uma decisão de ser direto. Ele tomou a decisão de ser verdadeiro e esta decisão se exprime na sua postura de torre de vigia e na sua qualidade sombria, que não procura esconder.

*Participante*: A palavra certa parece ser algo entre integridade e autosuficiência. Ele não precisa nada de ninguém para manter suas próprias coisas.

*Fred*: Quando eu era adolescente, decidi que havia dois modos de ser grande. Uma era derrotar todo mundo...

*Stanley*: Fred, você percebeu como seu rosto estava se expressando, agora mesmo?

*Fred*: ...e decidi que não é certo tentar derrotar todo mundo.

*Stanley*: Para onde você está indo?

*Fred*: Não me percebo resignado. Me sinto mais suave e sinto um tremor no meu corpo. Sinto que não estou lutando comigo mesmo para ouvir o que você diz sem me encolher com o impacto disso. Sinto que posso estar aberto a isso, a despeito do fato de que vai doer.

*Participante*: Seus olhos estão menos penetrantes.

*Stanley*: Como é que você sente essa qualidade menos penetrante em você, Fred? Como é que está experienciando isso?

*Fred*: Mais sensação nos olhos e minha boca um pouco mais aberta.

*Stanley*: Isto é estar vulnerável?

·   *Fred*: Não tenho certeza... sinto um tipo de humilhação deliciosa. Daí a vergonha da delícia. Nos olhos estou orgulhoso. E triste.

*Stanley*: Sua expressão se parece com "Não me machuque."

*Fred*: Não estou certo do que vai acontecer dentro de mim. Quero e não quero que aconteça, ao mesmo tempo.

*Participante*: Ouço na sua voz uma qualidade de mártir.

*Stanley*: Ele não gosta mesmo da sua própria força. Eu diria que sacrificou parte dela para se proteger contra a possibilidade de ser ferido. É isto a torre de vigia e os olhos penetrantes.

*Fred*: É isto o que venho buscando. Não sentir medo.

*Stanley*: Tente bater na cama. Respire mais com o peito. Cada pedacinho de assertividade que você permite surgir é você. Você pode ser tão assertivo quanto quiser.

*Fred*: [Lentamente desaba no chão e começa a rir.]

*Stanley*: O que é engraçado?

*Participante*: Sua torre de vigia finalmente desmoronou e não aconteceu nada de trágico. Se você pensa que algo de terrível vai acontecer e não acontece, você ri.

*Fred*: [Começa a chorar.]

*Participante*: Toda essa seqüência foi uma das coisas mais incomuns que já vi. Realmente, Fred. Começou com a sua afirmação que há dois modos de ser grande. Você nos disse um modo: derrotar todo mundo. Mas você nunca se aproximou da alternativa a isto, que é: "Eles não vão *me* derrotar." E essa foi a defesa que você adotou.

*Stanley*: Também vi um desejo de estar sem defesas, de deixar a tensão afrouxar, de abrir mão da forma, de aprender a acreditar no que está se formando no momento, de se deixar assumir uma postura diferente no mundo.

Aprender é deixar ir embora a *performance* fabricada que vem da sua educação. Aprender é aceitar uma experiência que você ainda não coordenou e sintetizou — aceitar essa experiência sem recorrer a modelos de como atuar. Na esfera dos sentimentos, o comportamento é mais inventado do que imitado.

Fred, à medida que a assertividade se torna mais disponível para você, começará a integrar e moldar esses sentimentos, encontrará expressão para eles. Eles lhe darão forma.

*Fred*: É bem disto que me preservo, me esquivo. Eu me refreio: como terapeuta, trabalho para me permitir sentir a dor dos meus pacientes sem ter de mergulhar nela e interrompê-la. Tivemos convidados em casa e o seu filhinho de 2 anos de idade foi derrubado pelo nosso cachorro. A cabeça bateu no chão e se você vive na cidade sabe o que é, e meu cérebro estava agitado e me apercebi que estive lutando contra isso. Quem quer sentir a dor de outra pessoa?

*Stanley*: Diga isso de novo.

*Fred*: Quem quer sentir a dor de outra pessoa? Sinto *minha* dor. Isso é bom, porque posso aceitá-la como minha e fazer algo a respeito.

*Stanley*: Muitos de nós não podem diferenciar a nossa própria dor e a dor sentida pelos outros membros da nossa família. Isso era verdade para você?

*Fred*: Minha mãe era deprimida. Ela tentou viver através de mim. Ela se lamentava, resmungava, estava cronicamente insatisfeita. Fiz de tudo para me manter longe dela. Sabe aquela cena de *A primeira noite de um homem*, na mesa do café da manhã, quando ele está lendo a caixa de sucrilhos?

*Stanley*: Está bem, você era moldado pela dor da sua mãe. Mas qual era a sua própria inclinação, seu próprio desejo?

*Fred*: Eu queria ser o que ela queria que eu fosse.

*Stanley*: Você já experienciou isso como algo doloroso?

*Fred*: Sim.

*Stanley*: Que tal agora mesmo?

*Fred*: Eu não acho que quero sentir isso.

*Participante*: Talvez eu esteja preso na minha projeção, mas eu vi muito masoquismo aí. Eu vi isso quando ele desmoronou no chão.

*Stanley*: O que aconteceu aqui pode ter parecido desmoronamento, mas não foi. Ele cedeu, o que não é um colapso. E que não é masoquismo; e que não é autoderrota. Desistir da forma não é chafurdar na dor, sofrer e construir a vida a partir dela. Fred se permitiu se desorganizar e disso surgiu uma nova forma, uma nova auto-assertividade. Ele nunca desmoronou como um castelo de cartas.

Uma pessoa que pode dar e receber amor é auto-expansiva e auto-afirmativa. Quando Fred começou a experienciar que seu amor não era aceito e que o amor de sua mãe era condicional, ele formou a sua torre de vigia, sua qualidade remota e sombria.

*Fred*: É isso, eu estava condenado se amasse e condenado se não amasse. Me senti preso numa armadilha. Se eu a amasse, me tornaria seu escravo. E se eu permitisse que ela me amasse, perderia minha identidade. Tudo que eu podia fazer era me afastar e ficar rígido — esconder minhas necessidades e repetir as dela. Quando caí no chão pude realmente sentir essa rigidez se quebrando. Então, de repente, comecei a me sentir quente sem me sentir assustado. Me senti tendo forma sem estar rígido.

# O CORPO INALTERÁVEL

Muitos dizem que o corpo não muda, só envelhece. Muitos sentem que não podem mudar. Outros sentem que não sabem como mudar. Outros, ainda, se recusam a mudar. A falta de habilidade ou de disponibilidade para mudar permite que uma multiplicidade de possibilidades não sejam vividas.

Roberta pertencia a um grupo de pessoas tentando descobrir como seus desejos não vividos se inter-relacionavam com seu medo da morte. Ela se queixava de que nunca obtinha o que queria, que era ser amada — mas, também, ser independente e livre. Ela não podia organizar como ser amada e, ainda assim, ser ela mesma. Isto a deixava muito só.

Ela se considerava esperta, mais esperta do que a maioria dos homens, e alegava não ser entendida por eles. Ela também alegava que os homens a tratavam como um objeto sexual e, ainda assim, vestia-se e agia provocantemente.

Roberta tinha cerca de 1,70 m, cabelos negros e aprumo. Seus ossos eram de tamanho moderado e tinha um bom tônus muscular. Tendia a ter os ombros curvos, com contrações no peito e na garganta, e fazia beicinho permanentemente. O beicinho era um testemunho da sua auto-indulgência, enquanto sua contração indicava o seu desejo diminuído de amar e ser amada. Apresentava uma qualidade de dureza em tudo que fazia.

\* \* \*

*Stanley*: O que está acontecendo com você, Roberta?
*Roberta*: Eu simplesmente me sinto morta.
*Stanley*: Você não parecia estar bem, nem ontem nem hoje.

*Roberta*: Me sinto bem de manhã. Está saindo um monte de merda.

*Stanley*: É como se você estivesse explodindo. E mesmo assim você me parece mais como se estivesse se retraindo.

*Roberta*: Foi o que aconteceu na noite passada, com um amigo meu. Fugi dele. Não podia me deixar...

*Stanley*: Antes "não queria" do que "não podia".

*Roberta*: É, não queria... De qualquer modo, mais tarde, ontem à noite, tive esse sonho sobre dois homens no alto de uma montanha. Estavam olhando para baixo, para uma mulher que caía na areia movediça e afundava. Era quase como um naufrágio, vê-la afundar.

*Stanley*: Que tipos de sentimentos você teve com isso?

*Roberta*: Havia uma espécie de desamparo nisso. Como os caras no alto da montanha, que eram... impessoais.

*Stanley*: Era claustrofóbico, fazia você se encolher?

*Roberta*: Ontem foi assustador.

*Stanley*: O que havia de assustador? Qual era a forma desse medo?

*Roberta*: Bem, começou quando você estava fazendo suas teorias e coisas assim. Eu estava ficando com raiva, porque você falava rápido demais.

*Stanley*: Rápido demais?

*Roberta*: Era quase como se você não quisesse que mais ninguém interagisse. Me senti diminuída, porque havia um monte de coisas que eu queria dizer. E entrei no meu sentimento de não ter valor.

*Stanley*: É como não ter reconhecimento? Como ser pequena?

*Roberta*: Para mim é a mesma coisa.

*Stanley*: Você quer dizer algo a respeito de se sentir sem reconhecimento?

*Roberta*: Oh, foi como na noite passada, eu estava pensando que não estaria me sentindo desse modo, não ficaria tão transtornada se não desse ouvidos a essa ânsia tremenda dentro de mim de obter reconhecimento e soubesse que nunca poderia obter o suficiente. Então é um círculo vicioso. Há uma qualidade má nisso.

*Stanley*: Por que você usa esse adjetivo?

*Roberta*: É assim que me sinto, às vezes. Experiencio isso assim.

*Stanley*: Como má.

*Roberta*: É.

*Stanley*: Como é se sentir má? Qual é a forma, a moldagem da má?

*Roberta*: Tem uma compressão.

*Stanley*: Compressão é má?

*Roberta*: Pode ser má.

*Stanley*: Sim, pode ser. Mas você ainda não descreveu realmente seu próprio estilo de maldade ainda.

*Roberta*: É um sentimento de ... realmente fazer mal a outra pessoa. O prazer disso: me aplicar em dominar as pessoas.

*Stanley*: Ser má serve para dar a você um sentimento de poder?

*Roberta*: É semelhante a quando às vezes estou trepando e me seguro. Isto me faz sentir forte, dura, valente.

*Stanley*: Isso é ser má? Acho que se refrear pode ser muito agradável. De fato, uma das nossas maiores fontes de prazer é que podemos dizer: "Espero, quero mais. Ainda não estou pronta para gozar."

O que você dizia a você mesma no sonho?

*Roberta*: Não tenho certeza. Habitualmente, meus sonhos são claros — as sensações visuais, as sensações físicas. Mas dessa vez havia uma espécie de névoa mortal por cima de tudo.

*Stanley*: Você podia se ver?

*Roberta*: Não, não reconheci ninguém. Eu olhava para os dois homens no alto da montanha e a mulher na areia movediça afundava. Eu estava em outro lugar.

*Stanley*: Quem é a garota na areia movediça? Você poderia encenar a pessoa submergindo — ser seu corpo? ... Qual é a experiência desta parte de você?

*Roberta*: Não sei, mas...

*Stanley*: Roberta, por que está chorando?

*Roberta*: Uma parte de mim quer viver...

*Stanley*: ...e uma parte quer morrer?

*Roberta*: Estou tentando impedir qualquer som de sair.

*Stanley*: Você sente que ninguém se importa?

*Roberta*: Não me importo se eles se importam ou não! Estou valente! ... É bom sentir isso.

*Stanley*: No entanto, me pergunto se é verdade. Porque no minuto em que comecei a lhe dar atenção, toda a sua atitude mudou. Você ficou mais suave. Parou de ficar tão contraída. Você se expandiu. Talvez você se importe tanto que não suporta a dor disso. Talvez você se importe demais.

Roberta, você diz que quer mais liberdade. Bem, você tem uma escolha fundamental a fazer, uma escolha que tem de fazer conscientemente, sobre como irá responder a você mesma para ficar livre dos seus estereótipos. Você pode assumir o ponto de vista tradicional, que você nasceu no pecado original, o ponto de vista que exige que você se constrinja, que você amarre o corpo numa faixa e negue seus impulsos sensuais. Ou você pode se definir como um animal terno, cheio de vigor e de luz. Ou você se confina, de modo a perpetuar a forma e os sentimentos de ser inflexível, dura, pequena e torturada, ou você responde a você mesma como alguém que quer amar e que se importem com você.

Por que não se deita, Roberta, e vê se consegue localizar aonde é que está se prendendo? Coloque a mão no lugar e veja se sente alguma coisa. E mesmo que não sinta nada, você pode experienciar o amortecimento. Qual a forma desse amortecimento? Reconheça que você escolheu não ser responsiva nesse lugar, que você permitiu que sua forma se congelasse aí.

Esta escolha não é algo a ser superado. Não é algo de que se deva ficar livre, como restos de lixo. É sua experiência de vida. É *você*. Você pode sentir a forma do seu *self* encoberto, do seu *self* endurecido, abafado?

*Roberta*: [suavemente] Escolho abafar a mim mesma.

*Stanley*: Onde, Roberta? Como?

*Roberta*: Atrás do pescoço.

*Stanley*: Coloque a mão lá. Diga "Eu".

*Roberta*: Eu. Eu. . . . Mas, não sinto nada.

*Stanley*: Nem mesmo a tensão? Você diria: "Escolho não ir adiante, não reagir?"

*Roberta*: Escolho não ir adiante.

*Stanley*: Que sentimento isso gera em você?

*Roberta*: Me dá o sentimento de medo.

*Stanley*: Você pode reagir ao seu medo? Você pode deixá-lo falar com você sem se sentir esmagada por ele?

*Roberta*: Sim... Me sinto mais relaxada agora. Quando comecei a ouvir, estava com um sentimento muito forte de largar.

*Stanley*: Largar o quê?

*Roberta*: Minha necessidade de ser dura.

*Stanley*: Você escolheu receber algo.

*Roberta*: É, senti que estava deixando algo entrar e não escolhi impedilo. Era uma sensação muito agradável: soltar, deixar entrar.

*Stanley*: O que está deixando entrar?

*Roberta*: Eu mesma. Minha excitação. Eu estava atenta a algo acontecendo no meu peito e no meu estômago, e tentei entrar em contato com isso. Escolhi largar bem pouca coisa, e agora estou me sentindo muito próxima da terra e relaxada. Vou ter de deixar esta parte de mim vir para fora.

*Stanley*: Que parte é essa?

*Roberta*: A parte que eu simplesmente nunca deixaria sair. Você sabe, como me cuidar. Posso ver que tenho de assumir a responsabilidade de me deixar viver uma vida diferente — me viver diferentemente. Aprender a partir dos meus próprios impulsos.

# ALTERNATIVAS PARA A INTROSPECÇÃO

# ALTERNATIVAS PARA A INTROSPECÇÃO

Olho ao meu redor e percebo que tudo se transformou em algo. Tudo passou por uma formação. Ao interagir com o mundo, tudo se tornou mais do que era quando começou.

Muito do processo formativo se dá à margem da nossa percepção. Penso em mim de um modo, depois descubro que sou algo bem diferente — e isto acontece quer eu esteja ou não consciente de minha autoformação, quer eu participe ou não intencionalmente para me tornar alguém ou não. Mesmo quando estou ativamente envolvido em dar uma forma para mim mesmo, posso repentinamente me aperceber que, Ei, me formei! Eu sou eu! Sou a expressão singular do todo da minha vida, a qualidade específica que emergiu e se estabeleceu como eu mesmo.

Quando trabalho com uma pessoa, fico atento ao que está emergindo, termos do que ele ou ela está formando no momento. É esse olhar que me leva a interromper e dizer: "Você se dá conta da sua aparência? Você experiencia o que está fazendo com você mesmo? Você se apercebe que o seu pescoço, o seu peito, a sua pelve começaram a se mexer e que você agora tem um outro ritmo?" Num certo sentido, a pessoa está aprendendo a ser uma artista. Um homem com quem trabalhei se tornou um poeta, embora nunca tenha escrito uma linha. Ele veio a experienciar e perceber o mundo como um poeta. Começou a falar poesia, a viver a forma de um poeta.

Muitas vezes, as pessoas passam por mudanças formativas e ficam tão intensamente voltadas para os seus desempenhos ou o conteúdo emocional de suas diversas reações, que deixam de ver no que a sua forma se tornou. Não experienciam verdadeiramente que seus ombros desceram, que se tornaram inesperadamente mais graciosas, mais coordenadas, mais brilhantes, que seu *self* se ampliou e que se transformaram, literalmente, em outra pessoa. Elas ignoram em quem se transformaram. E, assim, continuam falando na linguagem dos padrões que pertencem ao passado: "Minha mãe está me aborrecendo." "Não posso ser feliz". "Não consigo acreditar em mim."

A grande maioria das pessoas envolvidas em terapia — e em educação — quer saber. Elas querem saber quem são, como se relacionam com elas mesmas, como agem e reagem. Querem criar uma conexão cognitiva entre o que está acontecendo agora, o que aconteceu no passado e o que pode acontecer no futuro. Mas se elas sabem ou não, isto não me interessa tanto. O que me interessa é como estão ou não estão *experienciando* aquilo em que estão se transformando — como estão *experienciando* ou não o que está se formando.

Eu encorajo a expressão. Encorajo as pessoas a deixarem falar o seu processo excitatório. Peço a elas que se sintam e movam diferentes partes delas mesmas. Peço a elas que sintam o que emerge quando se tocam e quando as toco. Peço que sintam sua respiração como ela é e depois, às vezes, que diminuam ou aumentem seu ritmo. A certas pessoas, peço que ajam agressivamente: que batam os pés, golpeiem, sacudam, chutem, gritem, para que possam observar sua raiva e decidir se a suportarão ou se livrarão dela. Em suma, peço às pessoas que experimentem novas formas, assumam seus corpos e usem a si mesmas de maneiras inusitadas.

O conteúdo da compreensão de uma pessoa é importante, mas para mim é quase tão importante quanto sua capacidade de experienciar a formação de suas próprias atitudes, seus próprios impulsos, suas próprias expressões — as infinitas idiossincrasias do ser ela mesma no mundo. E, portanto, meu trabalho busca dar início a uma série de experiências incomuns, que capacitarão aquela pessoa a ensinar a si mesma sua excitação e seus ritmos — experiências que a capacitarão a sentir e perceber como se contém e se expande, como se relaciona com o conhecido e o desconhecido, como estabelece limites e abre mão deles, como solta uma velha forma e cria uma nova.

\* \* \*

Expandimos e contraímos. Esse processo pulsatório é a história do como formamos a nós mesmos, a história da nossa imagem e identidade. Nosso sonho não deve ser pesquisado por dentro. Ele se apresenta por si mesmo, sem que precisemos revolver nosso túmulo psicológico. O sonho se expande por sobre nós, dentro de nós, como uma onda que cresce no oceano. Engaja-nos física e cognitivamente, buscando não interpretação, mas um entendimento maior através da auto-reflexão e da expressão no mundo social dos amigos e amores. Aprende-se logo que o processo formativo fala mil linguagens.

Ao intensificarmos a expansividade e a força da nossa excitação, configura-se uma imagem muito diferente daquela que obtemos ao nos voltarmos sobre nós mesmos. Deixamos o nosso interior se tornar o exterior. Permitimos que a nossa excitação forme uma superfície. Em resposta, a força do mundo nos invagina; seu exterior se torna nosso interior, numa dança de superfícies alternantes. É um processo dinâmico, um processo mais formativo do que performático, um processo mais de cooperação do que de competição, um processo de experiência mais do que um esforço de introspecção.

# EXPERIENCIAR

Nosso processo formativo é a mãe do nosso experienciar, exatamente como a experiência gera formação. A experiência expressa diretamente três aspectos do nosso processo formativo: 1) a quantidade de excitação que somos capazes de conter e soltar; 2) as qualidades desta excitação (dura ou suave, fraca ou forte); e 3) o ritmo da nossa excitação (seus fluxos e refluxos, contração e expansão).

Ficamos mais globalmente excitados quando estamos no mundo com poucos limites — quando estamos imersos nas fases expansiva (pré-pessoal) e expressiva (pós-pessoal) da nossa seqüência formativa. Nestas fases, no entanto, temos o *sentido* mínimo da experiência. Só no momento da contenção da excitação é que se ganha o sentimento de si e a percepção de si que enfeixam a experiência de si. Ao formar um contêiner, alteramos e reduzimos nossa conexão com a matriz excitatória, acentuando nossa individuação. À medida que entramos dentro de nós mesmos, conseguimos saber mais sobre o que está acontecendo conosco, tanto fora quanto dentro. Criamos uma distância que nos permite refletir, conceituar a nós mesmos e ao mundo. Ficamos, então, em condições de nos conectar até mais deliciosamente com o que nos cerca.

A corporificação da excitação nos torna experienciadores conscientes de nós mesmos. A contenção estimula nosso desenvolvimento como experienciadores. Nas nossas fases não delimitadas, não somos os experienciadores — somos a experiência. Não *percebemos. Somos.* Não há um *self* reflexivo.

Quando crianças, expressamos a excitação impulsivamente. Depois, à medida que começamos a desenvolver limites e nos tornamos capazes de conter a nossa excitação, começamos a experienciar: "Aqui estou eu e lá está o não-eu." "Este é o meu *self* e aquele é o meu *não self*." "Aqui está o meu mundo e lá está o mundo exterior." Nosso sentido de distanciamento, discriminação e foco se forma na corporificação da nossa excitação.

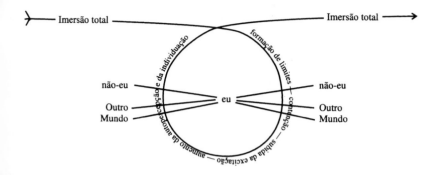

A imersão contínua não nos torna conscientes da nossa experiência, não nos permite utilizá-la no processo contínuo de formação de nós mesmos. Quem se diz totalmente envolvido não experiencia plenamente este envolvimento até começar a recuar e refletir. Nossa corporificação coloca limites, cria distinções. Eu, como corpo, experiencio o não-eu, torno-me íntimo dele. Essa intimidade do eu e do não-eu forma um novo eu, uma nova entidade que torna o eu e o não-eu anteriores, cognoscíveis.

Não há voz humana sem o nosso corpo como caixa de ressonância. Não ressoamos com a experiência sem um corpo, tampouco. Cada um de nós é um campo corporificado singular de oscilação da excitação ressoando no campo da biosfera. A experiência da imersão é a de ressoar com a excitação básica da vida e com outros corpos, neste campo mais abrangente.

As diferentes freqüências da nossa ressonância corporal dão surgimento aos diferentes estratos do nosso eu, que tornam possível a auto-reflexão. Retemos a pulsação e as correntes de excitação daquilo com que fomos capazes de ressoar diretamente. Nossa contenção nos permite absorver e digerir a experiência da nossa imersão. E depois saímos novamente. Desfazemos nossos papéis e imagens, nossos limites. Esticamos nossos limites, encurtamos as distâncias e ressoamos com o mundo.

Depois, mais uma vez, ansiamos por diminuir nossa conexão e nos reformar. Há o envolvimento imediato; depois, a diminuição da conexão e, então, a re-forma da conexão. Isto é a continuidade pulsatória do nosso processo formativo, em que avançamos sobre o ambiente e recuamos. Embebemo-nos do nosso ambiente; depois nos separamos, assimilamos e refletimos sobre o que aconteceu. Este é o modo como nos alimentamos, o modo como aprofundamos e ampliamos o nosso experienciar.

# Nosso Mar Interior

Uma vez, voando para São Francisco sobre as dunas de sal perto de São José, olhei para baixo e percebi, de repente, como uma solução super-saturada começa a formar um cristal. Vi um campo se cristalizando na água, um campo que havia atingido seus limites de expansão e estava começando a construir limites e manter a si mesmo. Movendo-se com a maré, ressoando harmoniosamente com a água, parecia uma teia de aranha na brisa. E compreendi, experiencialmente, como estamos todos no mundo ... e como todos nós somos o mundo.

O ser humano é um pequeno mar de correntes no grande oceano da excitação. As correntes de cada pequeno mar apresentam um padrão de ressonância particular — ou, antes, uma combinação particular de padrões de ressonância, sobrepostos como uma pilha de gradientes. Sou como o padrão cristalino na água salgada; o mundo e eu ressoamos em uníssono em determinadas freqüências. E meu padrão de ressonância é capaz de se contrair. À medida que me contraio, lentifico *parte* do meu campo oscilatório. Esta lentificação forma estrutura, limites, para conter e expressar o mar que sou.

Minhas experiências — sentimentos, pensamentos e ações — derivam da geometria do meu campo vibrátil, pulsatório. Minha geometria corporal determina como eu ressôo. Minha experiência é mais intensa onde meu campo oscila com mais vigor. Pense novamente na voz humana. Ela ressoa na cabeça, no peito, no abdômen e até no corpo todo. Onde quer que ela ressoe, nos tornamos intensamente presentes.

* * *

Os sentimentos profundamente enraizados que surgem das experiências de pulsar e fluir contrastam com sentimentos tais como irritação, impaciência e sensações localizadas, que provêm de experiências de simples excitação. Flerte e bom humor, inveja e orgulho ferido são periféricos se comparados à qualidade pulsatória do amor e da alegria, da raiva e da mágoa. Todos já vimos pessoas cujas lágrimas eram uma mera tentativa de chorar ou cuja raiva aparente reconhecemos como uma crise de birra. Sentimentos superficiais não envolvem a pessoa como um todo, apenas as camadas externas. A diferença entre sentimentos excitatórios e sentimentos pulsatórios é a diferença entre uma chama vacilante e brasas ardentes.

Os níveis da nossa experiência se correlacionam com o quão minuciosa e profundamente sentimos nossa excitação. No nível mais profundo, nossa experiência é direta e imediata. No nível menos profundo, interpretamos nossa experiência na forma de arquétipos, símbolos e sonhos. No nível superficial, interpretamos nossa experiência como sensações e pensamentos. Infelizmente, a tendência na nossa cultura não é encorajar a experiência em múltiplos níveis de excitação. Em vez disso, criamos condições em que o formar e o desformar da excitação se restringem ao nível da pele, do cérebro, dos órgãos sexuais. Experienciamos o mundo com mais prazer periférico do que com satisfação profunda, mais com irritação do que com raiva autêntica.

Quase todos nós somos capazes de mostrar envolvimento, mas temos dificuldade de mostrá-lo na medida em que começamos a experienciar níveis mais profundos dos nossos próprios corpos e dos corpos dos outros. Podemos entender cognitivamente que, em todos os níveis, é necessário desmanchar nossos limites para expandir nossa experiência, mas ainda não é fácil deixar acontecer. Experienciamos nosso *self* mais intensamente num estágio contido. E, individual e culturalmente, geramos um medo poderoso de abrir mão da auto-experiência contínua de contenção, de modo que não ousamos abrir nossa vida nos níveis de experiência a respeito dos quais nada sabemos.

À medida que ouço as experiências das pessoas, percebo em que extensão atroz ensinamos a nós mesmos a negar e até a denunciar nossa própria carne e nosso próprio sangue — diminuindo, assim, a conexão com a intensidade da nossa formatividade. Quase todos nós formamos nossas vidas superficialmente, enquanto negligenciamos e desencorajamos a formação do nosso *self* mais profundo. Presos na superficialidade do nosso desempenho, quase todos nós temos uma experiência muito limitada da profundidade de nossa formação potencial.

## *Aprendendo*

Treinamos o cérebro para controlar e disciplinar o corpo. Somos levados a argumentar com nossos instintos, a engambelar sentimentos com pensamentos, a ganhar gratificação sendo espertos e fazendo um bom trabalho. Designamos o sistema nervoso central como mestre e condutor do resto do corpo.

Adotamos a crença de que a cognição é a grande experiência. Isto é o que chamamos "aprender". Quase todas as nossas formas de aprendizagem social estão baseadas na assunção de que a experiência e sua comunicação são cognitivas.

Estou sugerindo que a aprendizagem — a transferência de experiência — é o ponto alto da ressonância da excitação do corpo. A ressonância do corpo ascende seus poderes cognitivos. O cérebro é o servidor do corpo, e não o contrário.

Um amigo meu me contou que costumava provocar ereções em si mesmo evocando imagens mentais. Ele investia a sua excitação nesta vida de imagens. Tão logo parou de se inflamar mentalmente, seu corpo experienciou mais sentimento e movimento.

As dinâmicas da aprendizagem dirigida pelo corpo são ilustradas pelo que ocorre na seqüência formativa. A excitação se expande, se concentra e forma limites. E, então, à medida que começa a se expressar, vai para além de seus limites — para além do seu *loop* de contenção e para dentro do ambiente. A expressão é um momento de pico, como o pico de uma batida cardíaca ou o pico do orgasmo.

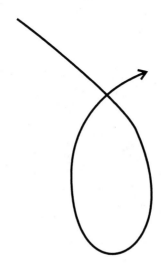

O pico formativo interage com o ambiente, gerando nova in-forma-ção, nova comunicação. Depois retrocede, se agrega e forma um novo *loop*. A nova contenção invoca todos os sentimentos, imagens, sonhos, pensamentos e tomada de decisões que permitem uma experiência mais rica de si e dos outros, de si e do mundo. É assim que formamos nossa realidade. É assim que aprendemos.

Num estudo bastante conhecido, dois pesquisadores mostraram que, quando se interfere no rastejar e engatinhar de uma criança, ela apresenta problemas nas suas funções verbais e, com freqüência, torna-se gaga. O estudo foi uma revelação, à medida que demonstrou que, quando determinados padrões locomotores não são associados e desenvolvidos, certos padrões de socialização não emergem plenamente. Os mesmos pesquisadores descobriram então que encorajar o gago a rastejar e engatinhar de novo trazia de volta os padrões motores imaturos de modo a desenvolvê-los. Conforme isto acontecia, melhoravam o discurso e as outras atividades de socialização.

O corpo ensina a si mesmo. O que está se tornando consciente ensina o que é consciente, e o que é consciente ensina o que está se tornando consciente. À medida que nossos corpos vão contendo a excitação da nossa experiência de vida, refinamos nossa excitação, no processo de transmiti-la de um nível para outro. O processo de aprendizagem é o nosso processo formativo. Abrimos nossos limites e nos expandimos; então integramos nossas experiências. Primeiro nos tornamos mais. Depois, sabemos mais e expressamos mais; vivemos mais.

Poucos anos atrás, parei de fumar. Fumar havia sido quase um ritual de toda a vida para mim e, durante os dias subseqüentes, me senti desconfortável. Então, subitamente, me dei conta de que estava tendo sensações na garganta e na boca que nunca havia experienciado como adulto. Parar de fumar re-erotizou meu trato respiratório e a experiência da nova sensação me deixou ansioso. Quando reconheci do que se tratava, entrei mais no que estava acontecendo comigo mesmo e isto me deu prazer. Meu desconforto estava relacionado a ter sensações que não reconhecia e não podia avaliar plenamente.

Descrever a aprendizagem em termos de identificação de papéis ou resolução de problemas dá uma imagem muito limitada e enganosa do que ocorre no processo real de aprendizagem de alguém. Aprender é experienciar novos padrões de excitação e corporificá-los. Uma experiência de excitação no peito viaja para baixo e se expressa como sentimento sexual e movimentos pélvicos de busca. Viaja para cima e se expressa como palavras: Eu te amo. Os olhos vêem com a mesma qualidade vibrante, os braços se estendem para o ser amado e tudo é diferente.

# IMAGENS E AUTOFORMAÇÃO

Muitas vezes, nosso modo de ser alguém é ser o corpo de outro alguém. Nossa maneira de sermos corporificados é ser o ideal do Papai de boa menina, o ideal da Mamãe de bom menino. Aprendemos a imitar as pessoas, principalmente as pessoas bem-sucedidas, de acordo com os modelos sociais. "Faça como seu pai." Ou, se o pai for um fracasso: "Não faça como seu pai." E então vivemos na fantasia, no mundo do "se". "Se o mundo fosse um lugar diferente, eu seria mais feliz, mais corajoso, mais sensual." Ou então fugimos para o álcool, para os filmes, para o comer compulsivo. Em vez de habitar nosso corpo, desrespeitamos e fugimos dele ao mesmo tempo. E coisas nos acontecem e nos sentimos vítima.

Fantasiar, imitar e assumir papéis preestabelecidos são métodos para evitar a autoformação. Praticamos esses métodos até nos identificarmos com eles. A maioria das pessoas que vem trabalhar comigo experienciou muito pouco além disso. Por várias razões, relutavam em se desengajar dessas atitudes estáticas, estereótipos de *performance* que proclamam: "Esta é a maneira que devo ser."

Assim, convido as pessoas a ir à fonte delas mesmas. Peço a elas que evoquem sua própria excitação, provoquem suas próprias sensações. Encorajo-as a se expressar fisicamente e sentir as emoções associadas à sua expressão. Encorajo-as a mexer partes delas que são rígidas e reconhecer os pensamentos ligados às suas atitudes corporais tensas. Convido-as a se revelar e, acima de tudo, a *viver* seus próprios padrões excitatórios e seus ritmos. Sua compreensão surge do seu viver. Tudo isto se torna possível à medida que desafia seus preconceitos, seus papéis, as formas como fazem as coisas.

Quando desejamos experienciar a nós mesmos, não vivemos a vida de ninguém. Nem nos perdemos na fantasia. conforme nossos corpos se tornam mais livres, menos constritos, começamos antes a moldar a nós mesmos imaginativamente do que a imitar e fantasiar. Quem desenvolveu o estilo de manejo do bastão de Baby Ruth para ele? Quem inspirou Colombo a pôr velas ao mar? Quem ensina aos amantes como fazer amor?

## Saber ou Crescer

Formar-se é crescer. Um cristal se expande cumulativamente; uma árvore, por ampliação geométrica. Nós, humanos, crescemos ampliando nossa motilidade e coordenação e inventando novos comportamentos, novas formas, sentimentos e respostas. A intrincada relação entre desenvolver forma e criar respostas, que chamamos habitualmente crescer, eu chamo formar.

Crescer é mais que saber. É mais que juntar dados e conceitos. A ênfase no conhecimento leva nosso cérebro e sistema circulatório superior a crescer, enquanto o restante de nós permanece infantil. É a nossa ênfase no conhecimento que nos leva a formar tantos corpos fora de forma e deformados. Nosso foco no cérebro dá surgimento a belas cabeças, pensamentos bem formados e corpos maltratados, com uma amplitude restrita de sentimentos. Ao viver cerebralmente, dedicando nossas energias à reunião de dados e à abstração da experiência, imaginamos nossos sentimentos reduzidos à forma de um corpo de conhecimento impessoal e desapaixonado. Retratamos o mundo como uma máquina sem sentimentos, operando por meio de um sistema de leis e regras, em vez de um universo vivo, em crescimento, autoformativo.

É a nossa ênfase no conhecimento que permite ao cérebro sentir que ele "tem" um corpo. A separação cognitiva entre cérebro e corpo é criada pela habilidade do cérebro para dividir, fazer distinções, categorizar e atribuir valor. Desta maneira, nosso cérebro pode vir a considerar que nossa condição de ser vivo se reduz a ele e considerar o corpo uma coisa. Então, em vez de *sermos* um certo corpo, *temos* um corpo.*

O desejo de saber é desejo de poder, de modo a que não sejamos vítimas da natureza ou das nossas circunstâncias internas ou externas. Quando sabemos, somos capazes de predizer, manipular e repetir. Mas isto é *performance*, não é experienciação ou expressão. É progresso, não é processo. O alvo é o poder, não o prazer; o controle, não a cooperação; a dominação, não a satisfação. Formar-se, crescer, requer compromisso emocional. Requer uma expressividade em contínua maturação, um estilo de vida que insista na agradabilidade do viver em vez do poder.

Se você quiser se conhecer, desacelere. Interrompa o que está fazendo. Mas se quiser crescer, se formar, deve se expressar ativamente.

---

* "Somebody".

A escolha entre saber e formar é uma escolha que muita gente está fazendo hoje em dia, às vezes sem perceber. Desejamos nos conhecer, portanto aceitamos disciplinas que nos pedem para reduzir nossa atividade. Ao desacelerar e parar, podemos vir a nos conhecer fazendo abstrações a partir da nossa experiência. Mas também cessamos de nos formar. Formar-se, crescer, requer que sejamos expressivos, que tentemos moldar nossas situações. Formar exige que aceitemos o risco do desconhecido.

Há uma diferença entre saber quem somos e formar quem somos. O movimento psicanalítico desabou no mito do "Conhece-te a ti mesmo." Desde os tempos de Sócrates, conhecer-se foi o primeiro objetivo e a mais alta realização da nossa cultura — mas isto quer dizer: "Faça o que quiser mas não seja você mesmo. Não se forme a si mesmo. Deixe que nós formamos você".

Crescer é mudar a forma do seu viver. Nunca é tarde para crescer, para preencher-se com a sua própria vida. Tenho dois amigos de mais de 75 anos cuja existência inteira foi um moldar e remoldar contínuos de suas vidas. Um deles agora está perdendo a visão, rapidamente. Quando lhe perguntei como se sentia a respeito, respondeu, excitado e melancólico: "Bem, vou ter de fazer uma vida diferente para mim." Meu outro amigo acabou de se divorciar da mulher. Disse-me que andou se fazendo adoecer, tentando transigir com a sua necessidade de ficar sozinho.* Ele foi em frente com a separação e deixou suas fronteiras abertas. Segundo me disse recentemente, está no processo de formar um novo *self*.

Algumas pessoas estão tão ocupadas em saber, descobrir, acumular informações, ser introspectivas que se tornam estudantes e escravos perpétuos. Confundiram saber e compreender, conhecimento e experiência.

O maior nível de excitação ocorre durante a auto-expressão e não requer uma diminuição da autopercepção. Quando você expressa a si mesmo, você gera energia para a autopercepção. Atividade apenas não produz isto por si mesma; auto-experienciação é o ingrediente necessário.

Você não tem de saber. Você não tem de procurar uma resposta ou achar um jeito. A maioria comete este engano: procurar conhecimento como se fosse uma receita pronta, em vez de deixar o sentimento e a auto-expressão formar o nosso jeito.

## A Formação do Nosso Próprio Jeito

Qualquer pessoa que mantenha um estilo de vida próprio tem seu investimento para perpetuar uma certa estrutura, um certo padrão de forma e movi-

---

*Assim, ele decidiu parar de se comprimir.

mento, uma certa expressão fixa do estar vivo. Mas se ela pudesse sentir vida, desejaria deixar para trás o que já acabou de formar.

Considere o que acontece quando se faz amor. Duas pessoas se justapõem e, ao compartilhar sentimentos e movimentos, estão fazendo um intercâmbio de tudo aquilo que expressa a essa altura de suas vidas. Se quiserem deixar de lado tudo aquilo que deveria ser e ficar com o que está sendo, estarão convocando o extraordinário. Cada encontro será lindo e satisfatório — a menos que estejam procurando repetir um modelo, restabelecer um sentimento que identificam como "amor" ou "sexo". Ou, a menos que queiram acreditar nos critérios de outra pessoa e perseguir ideais alheios.

Ser um animal humano é expressar a vitalidade singular através da própria carne e sangue. O sistema nervoso é capaz de conter nossa expressão, intensificar nosso estado vibratório, permitindo que nossa excitação se libere e se comprometa seletivamente. Dizer: "Eu me entrego ao que tiver de acontecer" é me comprometer superficialmente. Demonstra desprezo por aquela parte de mim que me expressa, e ao desprezá-la, eu a perco.

Quando me libero indiscriminadamente, estou procurando me livrar de algo desagradável. Não estabeleço um compromisso finito; simplesmente abro mão da energia da minha autoformação, e isto é uma expressão de desprezo por si mesmo e de medo. Quando um homem e uma mulher estão fazendo amor, dirigem a sua expressão um para o outro para construir o seu prazer. Participam *um com o outro*. Dizem: "*Vamos* formar nossas vidas."

## Nossas Crianças

Nossas crianças são a expressão do nosso estar vivo e fazer amor. E, ainda assim, elas são mais que a nossa expressão. São a expressão delas mesmas. As crianças se formam naturalmente em torno da expressão de seus próprios sentimentos. Elas se educam, se organizam, se regulam, aprendendo desde o momento em que nascem.

Quando encorajamos nossas crianças a expressar seus sentimentos — seu riso, choro, curiosidade, carinho, raiva — elas desenvolvem corpos flexíveis, graciosos, expressivos, e aprendem que o mundo é um lugar de suporte, para crescer e viver independentemente. Por experiência direta, contato direto, elas aprendem a ter satisfação na formação individual de sua excitação.

Os problemas surgem quando, alimentando a presunção de que somos os únicos que sabemos o que é a vida e como ela deve ser formada, tentamos inculcar nas nossas crianças *nossos* padrões de expressão. Os mais velhos habitualmente dizem aos jovens como viver, o que é uma maneira indireta de lhes dizer que não nos ameacem vivendo de modo diferente. "Não viva de uma forma que não aprovemos." Agimos com relação aos jovens como se sua vitalidade e expressividade fossem intrinsecamente imaturas, como se eles fossem incapazes de aprender a partir de sua própria experiência.

Em nome do Conhecimento, abafamos e canalizamos a vida. Nosso atual sistema de educação produz espasmos. Tolhemos os corpos das nossas crianças para formar suas mentes. O sistema escolar institui um contrato social entre as crianças e os professores e entre as crianças e as autoridades adultas em geral. E o contrato é um modelo de contração. Aprender torna-se doloroso. Aprender torna-se uma tarefa que requer disciplina.

Uma criança educada sob um contrato social restritivo aprende que naqueles momentos em que vive mais intensamente, em que é mais expressivamente ela mesma, corre perigo. Ela pode ser capaz de expressar suas idéias, dar suas razões. Mas o que acontecerá se andar rua abaixo se sentindo tão viva que queira se aproximar das pessoas, abraçá-las e acariciá-las? O que acontecerá se começar a tocá-las?

Nosso contrato cultural nos ensina a refrear o toque. Ele nos ensina a nos identificarmos com a restrição. Mesmo sob essas condições, as crianças retêm tanta vida quanto conseguem, mas se tornam cada vez mais conscientes de que este é um mundo perigoso para um animal expressivo. Um animal expressivo ameaça a sociedade.

E, ainda sim, por que qualquer um deveria aceitar a idéia de que é uma ameaça social simplesmente porque está vivo e forte? No meu trabalho, ao lidar com as pessoas no dia-a-dia, eu costumava recuar para nunca colocar uma ameaça. Mas, ao recuar, eu entrava em conflito com a minha própria excitação expressiva. Então não recuo mais. Se assustar as pessoas, eu as assustarei. Se elas se afastarem de mim, tudo bem. O que mais posso fazer? Sou um homem antes de ser um curador.

\* \* \*

Cada dia, vivo o que está presente na minha vida. Participo daquilo que é. Também morro a cada dia. Deixo morrer o que não preciso — e isso se torna meu passado. A natureza apresenta este viver e morrer simultâneos e aponta o paradoxo da descontinuidade contínua, do formar e desformar.

Expressão é autoliberação. Quando expresso a mim mesmo, estou participando ativamente com os outros, entrando em conexão com o meu ambiente. E esse é o meu prazer.

Forjo minha excitação nas bigornas da expressão e da experiência. Experiência e expressão formam meu *self*, exatamente como formo meu mundo.

# EXPRESSÃO

Viver é expressar o seu *self*. Nosso *self* expressivo é nosso *self* formativo. A expressão nos impele a mais autoformação, para experienciar mais profundamente. E, ainda assim, no ato de nos expressarmos, não estamos atentos a nós mesmos, no sentido consciente. Este tipo de consciência vem *depois*. A *awareness** emerge quando refluímos para nós mesmos, nos contemos e nos auto-intensificamos em seguida a uma expressão significativa do estarmos vivos.

A expressão é o produto da nossa excitação ampliada, o pressionar para fora daquilo que foi absorvido e contido. A excitação da nossa condição humana continuamente busca satisfazer nossas fomes, criando pressão para fora em forma de ondas pulsatórias — preenchendo-nos do ambiente e preenchendo o ambiente de nós. Nossa máxima excitação se manifesta quando temos o mínimo limite para restringi-la de nós. E nossos limites são menos restritivos na iminência de uma expressão.

Compreender é ser íntimo de. Esta compreensão nasceu da expressão. Confundi-la com reunião de dados é perder nosso *self* vivo. No começo havia vida, não conhecimento. O conhecimento é colhido, abstraído depois do evento. Não é o crescimento da fruta.

Se eu estiver sempre atento a mim mesmo, me constrinjo. Mantenho a excitação longe da sua expressão, longe de poder envolver-se, mantendo-a no estágio de contenção, que encapsula e intensifica a minha experiência de acontecimentos passados. Fundar minha identidade na consciência é diminuir meus desejos e focar constantemente minha excitação num presente objetificado, estereotipado — cortando-me desse modo do meu futuro, cuja fonte é a minha

---

\* *Awareness*: como esta expressão já está bastante difundida no país, optamos pela manutenção do termo no original. (N. T.)

fome presente de experienciar a mim mesmo e aos outros. Ao expressar a mim mesmo, diminuo o investimento de conhecer a mim mesmo. Mas não elimino o envolvimento com a auto-experienciação. Invisto a mim mesmo na minha formatividade, desejando remoldar minhas noções a respeito de mim mesmo, em vez de me agarrar a um projeto preconcebido.

Não há nada errado com o conhecimento. Errada é uma necessidade de saber incessante, implacável, relacionada a uma necessidade compulsiva de poder. Na nossa cultura ocidental, sufocamos o desejo — a fome de experienciar. No lugar disso, promovemos programas que nos ensinam a saber — e a querer saber. Este é o nosso maior obstáculo. Ao dizer: "Preciso saber", ao estruturar nossa identidade sobre o que provamos ou não, construímos uma parede de pedras em torno de nós. De fato, dizemos: "Não posso *ser* até que detenha os fatos." Isto solapa as necessidades emocionais do viver.

O conhecimento provém do experienciar. O conhecimento, como objetivo dissociado do viver ou aliciado como um modo de vida, é uma compensação pobre para a experienciação. Ainda assim, muitos não desejam moldar suas próprias vidas. Eles preferem receber o conhecimento de como viver.

## A Linguagem da Expressão

O processo formativo tem três fases: expansão, contenção e expressão. Quando trabalho com uma pessoa, o que fazemos abrange essas três fases. Primeiro, peço à pessoa que amplie de alguma forma a extensão dos seus movimentos. Então, para que não se empolgue pela atividade desconhecida, peço a ela para lentificar, conter e saborear sua forma emergente. Finalmente, peço que se expresse novamente, desta vez integrando seus novos sentimentos e percepções às suas ações.

A fase expansiva da formação de uma pessoa é, principalmente, uma fase pré-cognitiva, pré-pessoal. Uma pessoa envolvida numa atividade expansiva normalmente não está consciente do que está fazendo. É possível que se torne consciente, mas mais comumente sua cognição só começa a acontecer quando ela atinje os limites da sua expansão, ou se choca contra algo que não seja ela.

No ponto da limitação, quando a pessoa começa a se inibir e recolher a si mesma, ela começa a perceber seus limites. Começa a saber cada vez mais como ela é. Começa a descobrir que "isto sou eu e aquilo não sou eu". E sua resposta a esta descoberta pode ser medo ou mais excitação, pode recuar para conter menos, ou tentar conter o máximo que pode.

A contenção é tanto automática quanto auto-iniciada. Pense no coração: quando ele está suficientemente cheio de sangue, se contrai. Pense no estômago: quando você já comeu o bastante, pára de comer. Quando já se divertiu o bastante correndo e brincando, você pára e descansa. Quando nós dois trabalhamos juntos e a sua excitação se expandiu, você percebe, num certo momento, uma relutância em continuar com a atividade expansiva. Você começa a sentir quem é você e quem sou eu — e este sentimento se torna mais forte. E então você *sabe* quem é e pode decidir se quer compartilhar isto, soltando sua excitação contida para que floresça no mundo.

Da matriz da autocontenção nasceu a linguagem da auto-expressão: o nosso *sim* e o nosso *não*. Podemos escolher saltar no ar ou sentar quietos. Podemos escolher rir ou chorar, cantar ou ficar em silêncio. O que quer que façamos para nos expressar, estaremos dizendo, pelo menos implicitamente, "Me sinto tão intensamente que vou me arriscar. Vou arriscar um *sim* ou um *não* e ver o que acontece." Portanto, dizemos *sim*. Ou dizemos *não*. E interagimos com o mundo social — encorajando o que foi posto à prova e o que não o foi, o que é conhecido e o que não o é, recebendo-os à medida que nos formamos.

Quando expressamos uma excitação que contivemos e intensificamos, nossa relação com os outros começa a mudar. Os outros reagem à qualidade da nossa expressão de maneira sensível. Se isso os assusta, recuam, ou observam, ou, talvez, a distância possam ressoar com ela, atrair-se por ela e, então, nossa conexão se aprofundará e se tornará mais vital para nós dois.

Durante uma sessão de grupo, um dos participantes estava de pé pela primeira vez sem ter de se contrair para se manter de pé. Ele estava experienciando uma fluxo enorme de sensações e sentimentos e era contagiante. Uma mulher sentada perto dele disse que podia sentir as ondas de sua excitação arremetendo-se contra ela e arrebatando seu corpo. À medida que isto acontecia, ela começou a conhecê-lo; ela começou a entrar em contato com ele e, depois, entrar em conexão com ele. E então começou a se conhecer dessa maneira, conectada. Isso foi uma revelação para ela, uma ligação da abundância excitatória entre dentro e fora.

## Dentro e Fora: o Diálogo da Respiração

Trabalho muito com a respiração das pessoas. Com freqüência, peço a elas que simplesmente deitem na cama e respirem. Observo-as à medida que inspiram e expiram, e começo a discernir uma onda pulsatória que possui uma carga emocional única. Duas respirações nunca são iguais. Nunca. Elas podem ter similaridades, mas não são iguais. Cada conexão que se faz com o ambiente inspirando e expirando é diferente da conexão que ocorreu anteriormente.

Respirar é um ato maravilhoso. É a ponte entre dois mundos. Transpõe o limite entre controle e ausência de controle, entre o que foi ensinado e o que não o foi. No mundo civilizado, respiramos de modo mais restrito. No mundo da natureza, respiramos mais espontaneamente.

Há uma relação evidente entre padrões de respiração e individualidade. Logo depois do nascimento do nosso bebê, sua respiração tornou-a rosada e pudemos realmente ver o seu nascimento como indivíduo. Ela era uma criatura impessoal até tomar seu primeiro ar. E o mesmo é verdadeiro para todas as pessoas. Um indivíduo que não inala plenamente não inspira a si mesmo, não recebe em si mesmo o influxo do seu ambiente. Um indivíduo que não inspira plenamente restringe sua individualidade.

A respiração no peito penetra o espaço. A respiração na barriga alcança a terra. E quando trabalho com alguém, focalizo a área específica em que sua respiração está restrita. Durante a infância, a maior parte da respiração se dá no abdômen. À medida que a respiração se expande no peito, a criança se torna cada vez mais assertiva. À medida que a respiração se expande na pelve, a criança se torna mais autoconfiante e sexual. As pessoas que têm medo de chorar ou gritar, ou que têm medo do sentimento de "Eu" inibem sua respiração no peito. Aquelas que têm medo de sexo ou têm inclinação para se preocupar com elas mesmas a inibem na pelve.

Nascemos respiradores que formam seus próprios modos de respirar. Uma pessoa que age de maneira submissa diminui a amplitude de sua respiração. Uma pessoa histérica expande sua respiração excessivamente, a ponto de ofegar. O corredor de longas distâncias aprofunda sua respiração.

Sempre que possível, procuro coordenar a respiração das pessoas com outras formas de atividade expressiva. Se uma pessoa tem contrações profundas no peito, tento ajudá-la a abrir sua respiração nesta área, de modo a que os gestos e as vocalizações de assertividade e auto-estima possam emergir sem que sejam mecânicas. Se uma pessoa tem contrições na sua pelve, respirar nesta área libera sentimentos de sensualidade e enraizamento e ela pode, assim, viver.

## Choro

A respiração facilita o choro, e as pessoas choram muito neste trabalho. Elas choram não só pela catarse; choram de alegria, por terem feito uma conexão com mais delas mesmas.

Chorar expressa a amplitude plena da emoção humana, da angústia ao êxtase. Até o riso é um derivado do choro. Se você observar alguém chorando de dor ou alegria, verá que toda a pessoa se convulsiona ritmicamente. É interessante, porque chorar, diferentemente de outras formas de expressão, quase sempre traz à tona os movimentos básicos involuntários, os movimentos pulsatórios. A raiva geralmente não. Uma pessoa capaz de expressar raiva não deseja chorar necessariamente. A pessoa que reluta em chorar reluta em praticar sua própria liberdade. A pessoa que não chora não compartilhará plenamente.

Qualquer pessoa que esteja próxima de bebês nota que cada uma de suas emoções se expressa através de alguma forma de choro. Seu choro é a voz de seu frescor corporal. E, neste sentido, os adultos não são diferentes das crianças. À medida que nos tornamos capazes de chorar, nossos corpos se tornam mais capazes de nos expressar. Conforme aprendemos a chorar de novo, vamos nos tornando cada vez mais desejosos e capazes de fazer um amor alegre.

Entramos no mundo com um choro e, a partir deste momento, nosso choro ou nosso não-choro será parte e parcela da nossa formação. Aquele que nunca chora nunca é ouvido. O rugido do guerreiro, o sussurro do amante, o grito da vítima evocam a resposta humana — e também são ouvidos pelos deuses.

O choro é a mãe de todas as expressões emocionais: uivos de raiva, lamentos de tristeza, suspiros de ternura, gemidos de fome, gritos de alegria. Quem nunca chora garante que sua rigidez não se dissolva, que nunca será impressionável o suficiente para se reformar.

# IMPULSOS

Desejos naturais — impulsos de se aproximar, brincar, tocar, chupar, amar, provar, gritar e chorar — nos enchem da energia que amplia nossa satisfação no mundo. As pessoas que mantêm atitudes crônicas, padrões inalterados, estreitam seus sentimentos e limitam seus impulsos para o prazer. Não permitem que nada lhes aconteça. Muitas vezes, elas não sabem disso. Muitos dizem que estão tendo certos sentimentos e, enquanto isto, suas respostas corporais podem estar demonstrando claramente que seus desejos são bem diferentes do que elas pensam que são. Hoje em dia, estamos mais sofisticados a respeito dessas coisas, mas ainda acontece de alguém realmente me dizer, enquanto cerra os maxilares e aperta os punhos, que está perfeitamente calmo.

Estamos sempre sendo invadidos. Os impulsos brotaram dentro de nós; novos desejos se apresentam a nós todos os dias. A maioria desses movimentos são abortados; não são fortes o suficiente para penetrar a densidade do nosso *self* e chamar nossa atenção. Eles nem ao menos ocorrem nas nossas vidas, a menos que tenham proporções heróicas ou de crise. E, assim, perdemos oportunidades incontáveis de nos enriquecer.

Cada um de nós é um mar de necessidades, um contínuo de impulsos que tendemos a ritualizar e tornar mais ou menos impotentes. E, a menos que encontremos formas de obstruir nossas rotinas, nos tornamos robôs. A obstrução abala nosso equilíbrio, nos separa de nossa acomodação, nos faz sair do mundo do comportamento rotinizado. O desafio aos nossos limites pede respostas, impulsos novos.

Os impulsos estão sempre nos atiçando como pequenas pontas de lança: mensageiros de prazer potencial. Mas a maioria de nós precisa de crises para ser sacudido fora das vidas estabilizadas. E, assim, é necessário, agora como antes, que outros obstruam nossos limites até que aprendamos que nossos próprios desejos, nossos próprios anseios façam isso por nós. Eles desmancham a nossa forma e nos re-formam.

\* \* \*

Tom era de pequena estatura, atarracado e cabeludo, com um tronco muito tenso. Tagarela, tinha um orgulho assumido pelo fato de ser durão e realista. Buscou a um grupo que trabalhava com expressão emocional, porque sentia não ser suficientemente sensível aos outros.

*Tom*: ... Sim, eu sei disso. Mas até que gosto da minha velha, e do amor que recebo, acho. Também estive num ambiente totalmente novo durante o ano passado, e sinto que...

*Stanley*: Espere um pouco. Você tem um sujeito sabe-tudo dentro de você. E nos últimos vinte minutos, este sujeito sabe-tudo esteve minando cada tentativa de aproximação. Em vez de balançar a cabeça concordando sempre, inclinar a cabeça olhando de viés para nós, pacientemente, eu gostaria que você apresentasse mais este seu lado desconfiado. Você poderia dizer, simplesmente: "Não acredito nisso; essa não é minha experiência."

*Tom*: É, mas você pode estar me impondo a sua maneira de ver, que pode não ser válida agora. Eu não sei de se esse *workshop* vai poder fazer alguma coisa por mim. De qualquer modo, sinto que você está jogando um jogo. E sinto que você está na cabeça, Stanley.

*Stanley*: Isto não é o que você sente. Isto é o que você pensa.

*Tom*: Senti uma tristeza, uma ansiedade.

*Stanley*: Com relação a quê?

*Tom*: Com relação a não ser capaz de me aproximar de você.

*Stanley*: Você poderia expressar isto fisicamente? De modo mais dramático?

*Tom*: Vou tentar. Mas sinto que é difícil... trabalhar com o que eu sinto.

*Stanley*: Sabe em que posição está sua cabeça agora? A cabeça inclinada para trás e os olhos para cima? É uma atitude de orgulho, de desdém — olhando de cima para baixo, como se quisesse vomitar.

*Tom*: Você quer que eu vomite?

*Stanley*: Bem, se é o que você quer fazer, faça.

*Tom*: [faz barulhos altos de vômito] ... Está bem, assim?

*Stanley*: Oh, deite-se e tire a camisa. Ponha os braços ao longo do corpo e os estenda, como se estivesse buscando alguém, abra sua boca e respire. E faça o som "Aaaaaaahhh!". Fique fazendo.

*Tom*: Aaaahh! Aaaaaaahhh!

*Stanley*: Você consegue sentir alguma vibração?

*Tom*: Sinto aqui na minha garganta e um pouco mais embaixo, como um anseio. Aaaaaaaahhh! Aaaaaaaahhh! Sinto-me melhor na garganta do que no peito.

*Stanley*: Diga: "Por que você não me responde?"

*Tom*: Por que você não me responde? Me responda!

*Stanley*: Onde você experiencia isto? E como?

*Tom*: Aqui, no meu peito... uma dor... Porra, me responda!

*Stanley*: Agora, diga: "Estou desapontado." Repita.

*Tom*: Estou desapontado. Estou desapontado, desapontado... Meus lábios estão tremendo... Eu quero tanto me aproximar das pessoas e nunca faço isso.

Tom começou a chorar profundamente, à medida que o tremor se espalhava pelo seu corpo. Sua boca e braços se estenderam. Interromper este homem, interferir no seu "sim, mas" e suas atitudes de sabe-tudo o estimularam a experienciar mais dele mesmo. Ele deixou seus sentimentos irromperem dentro dele. Ele experienciou seu impulso de expandir-se. Foi capaz de chorar. Até então, sua arrogância o havia protegido do seu desejo de tal modo que não conseguia formar a si mesmo para aprofundar seus prazeres.

# REVELAÇÕES

## *Claude*

Claude não foca com os olhos. Isto diminui a ansiedade que sente neles. Ele tem medo de ver e ser visto. Quando olho diretamente para ele, se sente encolher. À medida que foi mexendo os quadris, a excitação começou a aumentar nas suas pernas e pelve, manifestando-se como uma coceira. As coceiras provocaram raiva. Sua reação foi chutar. Depois de um tempo, sua pelve começou a fazer movimentos involuntários, mas ele a estava empurrando como um bloco rígido, juntamente com os músculos lombares, em vez de ondular prazerosamente com os quadris, pernas e pés. Ele parecia estar tentando se livrar da sua excitação se comprimindo. Quando sugeri que ficasse de pé e embalasse a pelve ritmicamente, que avançasse com ela e recuasse, ele simplesmente a impeliu para frente e puxou para trás. Isto, pensava ele, indicava o quão forte era. Na verdade revelava seu medo, sua extrema falta de confiança.

Ele amarra o diafragma. Afasta e tranca a boca e a garganta para reduzir a excitação, que o deixa ansioso. Quando peço para expressar sua raiva, berrar e chorar, sua resposta mais comum é: "Não posso, não posso. Tenho medo de perder o controle. Eu posso matar ou morrer se me soltar." Portanto, ele se comprime e depois interpreta a compressão como um sentimento de impotência.

Ele prende sua energia na cabeça, firmemente. Quando a libera, fica tonto e tem um sentimento de estar se afogando, que o inunda de uma sensação de morte. Então ele se comprime mais ainda.

Sempre que a nossa conversa se torna mais íntima, ele pára de respirar profundamente e se enrijece de modo a que não tenha que se sentir. Ele se amarra, uma atitude que expressa: "Posso agüentar! Vou conseguir!" Mas isto encobre meramente um sentimento muito mais profundo: "Para quê? Não posso. Não ouso."

Não pude ajudar este homem tanto quanto queria. Na época, eu não compreendia o suficiente que, sem a sua compressão, ele desmoronaria. Não me apercebia de quão profundos eram seus sentimentos de derrota. Quando se tornou assertivo com relação a mim, não cedi o bastante para encorajar a formação de sua confiança. Discuti com ele, reforçando sua velha paixão pela submissão.

# Sarah

Sarah se queixa de dores de estômago, secura vaginal, dores no pescoço e na região lombar. Ela tem espasmos no estômago semelhantes à sensação de estar tentando defecar. Diz que se sente frenética.

Suas coxas são flácidas na superfície, mas bem no fundo, ao redor dos ossos, pude sentir que os músculos eram muito tensos. Pressionei a parte superior dos músculos de sua coxa, o que teve como efeito o aprofundamento da sua respiração. Disse-me que sentiu uma leve vibração na pelve.

Quando pedi a ela para mover a pelve, não conseguiu. Arqueou a espinha e mancou para trás e a imobilizou. Esta atitude arqueada para trás lhe permitiu respirar no abdômen, que se projetou frouxamente, mas também retesou o peito, os ombros e o pescoço. Seu rosto ficou quente e agitado. Ela estava consciente, de algum modo, da sua contração, mas não sabia o que fazer a respeito de seu auto-estrangulamento.

Hoje pedi a Sarah para se inclinar para trás e colocar as palmas de suas mãos contra a parede. O estiramento começou a liberar as contrações nas coxas e ela começou a fazer leves movimentos pélvicos para frente, a cada expiração. Então relatou um fluxo quente nas pernas e uma sensação vibrátil na parte superior das costas, e me disse que havia aprendido um pouco como ajudar sua excitação a se mover pelos pés e dentro das pernas. O baixo das costas, no entanto, ainda estava frio.

Também foi hoje que entendi a relação entre alguém estar excitado e eu sendo capaz de experienciar a excitação desta pessoa além da pele. Antes, o nível baixo de excitação de Sarah dificultava minha percepção do seu campo excitatório.

Hoje, ela deixou a respiração se intensificar, mas a pelve não estava envolvida. Ela ainda retesa as coxas. Quando massageei-a atrás do pescoço para ajudá-la a deixar entrar mais sensações na cabeça, sua pelve começou a se mover — mas muito lentamente e com cuidado. Ela parece ser muito excitada, embora esteja estagnada.

Disse-me que não sabia o que fazer com a pelve, sentia-a tão descoordenada. Eu disse a ela: "E por que não seria? É como um bebê dando os primeiros passos." É significativo que, depois de ter experienciado este movimento pélvico, ela foi capaz de expressar raiva de mim por uma pretensa ironia na minha voz.

À medida que Sarah parou de se retesar nas coxas, ela começou a tossir. Tornou-se consciente de querer expelir algo do seu peito e sugeri que ela chorasse. Ela chorou, e seu queixo começou a vibrar. Perguntei se queria morder, porque era o que parecia. Mas ela negou.

Falou-me sobre ter uma percepção muito pequena dos seus membros inferiores, e disse que os sentia frios e fracos. Massageei seus joelhos, barrigas das pernas, tornozelos e pés e ela começou a chorar. Era um misto de choro e riso, cortado em algum lugar embaixo, na garganta. Sua respiração se intensificou e quando ela ficou de pé, começou a vibrar.

Neste ponto, ela estava experienciando uma dor intensa na parte mais estreita dos rins. A dor a assustou, mas ela a aceitou e a deixou acontecer um pouco. Este 'deixar acontecer' muito leve na parte mais estreita dos rins trouxe uma vibração crescente e até uma respiração mais profunda. À medida que permaneceu de pé, a vibração começou a se estender pela pelve e ela experienciou sensações distintas de prazer e satisfação por toda a área pélvica.

De repente, ela se inclinou para frente e se agachou. Suas costas ficaram rígidas. Sua pelve travou. Então ela desabou no chão e chorou suavemente. Disse-me que chorou porque a expansão da sua excitação fez com que se sentisse agradável e jovem; e, para ela, sentir-se agradável e jovem gerava sentimentos de desamparo. Era maravilhoso, disse, mas ela tinha pavor de que suas costas pudessem quebrar.

Hoje, coloquei as mãos na sua pelve para ajudá-la a localizar as contrações do quadril. Depois de uma certa dificuldade, ela conseguiu. Leves ondas excitatórias começaram a viajar lenta e suavemente por sua pelve e coxas. Sua respiração se aprofundou de algum modo, mas ainda assim havia uma constrição definida na garganta. Quando a toquei aí, sua respiração se aprofundou bastante. Transformou-se numa espécie de gargarejo e ela fez movimentos de sucção com os lábios. Então colocou a mão nos genitais. Mais tarde, me disse que a respiração profunda provocava sensações que tendem a liberar as contrações na garganta, olhos e cérebro, permitindo que sinta prazer.

Hoje, numa extensão muito maior do que antes, Sarah aceitou ter sentimentos nas coxas e pelve. Seu campo era de um verde brilhante, claro e vibrante como o mar no sol. Ela podia sentir as correntes no corpo e me disse que estava excitada sexualmente, embora sentisse que se continuasse a se expandir, sofreria alguma espécie de catástrofe. Por um esforço da vontade, tentou evitar que sua excitação entrasse na cabeça. Quando ficou de pé, estava extre-

101

mamente ansiosa, respirando rápida e pesadamente, tremendo, lutando para se livrar de sua vitalidade.

Compreendi que sua excitação expandida era o motivo da ansiedade, por causa do medo de desaprovação, um medo de que as sensações do seu corpo não fossem aceitas pelos outros. Sarah não podia tolerar um aumento da excitação quando a experienciava sob forma de uma necessidade de tocar, um impulso de ser sexual. Registrava isto como ansiedade.

Coloquei minhas mãos nela para reiterar que não estava sozinha nesta dimensão de sua vida corporal. Isto a encorajou a sentir que suas sensações eram naturais e que era capaz de recebê-las nas áreas conscientes do seu cérebro.

Sarah parece estar começando a formar a si mesma. Ela parece estar transformando em alguém.

# CONTRAÇÃO E EXPANSÃO

Harry veio me ver em 1959 — com contrações graves, preso a uma existência estreita, em que havia pouco espaço para a satisfação de se expandir e crescer. Sua vida era uma linha reta de frustração.

Começamos a trabalhar nas suas atitudes corporais contraídas, que davam forma à sua existência interior e exterior — como ele sentia e pensava, como se movia e se comportava. À medida que Harry aprendeu a abrir mão do seu estado contraído, ele se deixou expandir, restabelecendo o processo de expansão e contração que formaram um novo corpo, um novo alguém.

\* \* \*

Harry trouxe a queixa de uma lesão osteomielítica na perna, uma condição que persistiu por vários anos e poderia ter levado eventualmente a uma amputação. Ele se descrevia como um homossexual de educação protestante, classe média. Aos 39 anos, sua principal insatisfação na vida era a de não conseguir formar uma relação de amor duradoura, fosse com um homem ou com uma mulher.

A expressão básica de Harry era a rigidez. Sua rigidez era seu modo de ser, seu modo de fazer, seu modo de sentir e experienciar. Sua configuração corporal era comprimida e dura feito uma vara, e se manifestava como uma desconfiança altiva. No entanto, como descobrimos mais tarde, este orgulho dizia respeito a sentimentos de desamparo e de ser manipulado facilmente. Amedrontado pelas suas fraquezas, Harry se enrijecia.

Ele estava gravemente contraído, profundamente comprimido, como se houvesse um tubo rígido da boca ao ânus. Era construído como um cano cimentado em volta, um cano que transportava tudo de alto a baixo; tudo que entrava e saía. E ele retratava suas experiências de vida desse mesmo modo. Ao sentir alguma excitação, ela descia pelo cano para ser jogada fora imediatamente.

A musculatura espástica limitava a mobilidade de Harry. Sua capacidade de se expandir estava prejudicada. Uma pessoa voltada para a frustração como Harry não se permite se expandir. Ela afunila a energia em direção ao mundo, mas de modo propulsivo, diarréico, não de modo expansivo. A pessoa voltada para a satisfação não tem medo de se expandir.

Harry parecia um feto velho. Sua cabeça era muito grande em relação ao corpo, a parte frontal protuberante, como se o cérebro estivesse superativado. A boca e os maxilares pareciam sensuais, mas sem uso. Havia uma canga em volta do pescoço, uma gola de constrição terrível, que separava os braços do tronco. Os braços eram compridos e desconjuntados — mãos, pulsos e antebraços capazes de participar apenas de um fluxo limitado de atividade integrada. Sua expressão era agarrar e avançar, como uma criança frustrada. Para evitar desapontamentos, Harry mantinha seus contatos à distância e somente o mínimo necessário. Ele empregava seus braços longos não para se aproximar do calor do mundo, mas para se afastar e se manter fora dele.

Seu peito não tinha pêlos, era achatado e afundado, com uma tez mais escura que o restante do corpo. Respirava principalmente com a parte superior do peito, mas, fora isso, revelava muito pouco movimento. Era aí que Harry ainda sentia a rejeição que havia experienciado quando criança. O peito deprimido era uma expressão perfeita do seu sentimento profundo de desespero. Explosões de raiva, frivolidades e ódio de si mesmo emergiam desta parte quando a relaxava.

As costelas inferiores eram muito espaçadas, indicando um encolhimento da área do estômago. Harry me disse que um abdômen saliente era feminino e repugnante. "Você tem de manter seus intestinos contidos", disse ele. Harry não sentia muito suas vísceras.

A metade superior do corpo era contraída, mas excessivamente ativa. Contrastando com isto, suas nádegas e pernas pareciam macias, mas o tecido apresentava pouco tônus. As camadas densas de gordura sem tônus expressavam uma passividade que inchava o anel de tensão em volta da raiz do pênis. Harry tinha os arcos dos pés altos e espásticos e também mantinha as pernas apertadas uma contra a outra, pressionando-se o máximo para longe do chão. A osteomielite que não sarava assinalava, em parte, seu repúdio de descer à terra e permitir que a excitação descesse pelas pernas.

A estrutura rígida, infantil do corpo de Harry colocava limites graves naquilo que ele podia fazer e teria feito. Suas atitudes comprimidas diminuíam as possibilidades. Sua forma tubular era incapaz de conter o prazer, incapaz de experienciar prazer em qualquer nível além da mais simples, mais superficial excitação. Ele percebia no nível nervoso: experienciava prazer nervoso em

104

vez de prazer visceral. Tinha o prazer do orgulho da cultura, da ambição, da superioridade. Mas não tinha o prazer de satisfazer seus desejos mais profundos de contato, calor, auto-expressão e realização mais plenos.

Harry sentia que estava preso numa armadilha, que a vida era incorrigível e que ele era inútil. Mas, com a sua energia imensa da cabeça, ele racionalizava seu modo de ser. Era uma filosofia do fluxo restrito. Aterrorizado pela sua própria expansão, Harry sentia que precisava ser uma criança imatura para sobreviver em segurança. Esta necessidade poderosa de permanecer imaturo deu forma ao seu corpo, bem como aos seus sentimentos e a seu estilo de vida.

$$* * *$$

Relacionar o modo como Harry se apresentava e o modo como se expressava verbal e ativamente foi uma descoberta muito excitante.* Comecei a ver que a tensão do tronco servia de base para seu comportamento compulsivo. Suas partes interior e exterior tinham essas mesmas qualidades energéticas.

Harry começou a me contar a respeito de sua rigidez interior: o medo de se afogar, ser submergido e engolido, perder o pênis, ser comprimido, sufocado e não ter espaço para se mexer. Tudo era compulsivo. Sua fome de contato era tão compulsiva e intensa quanto seu ódio por si mesmo, seus sentimentos de futilidade e nulidade. Ele poderia escapar em fantasias ou entrar numa raiva histérica contra alguma injustiça que percebesse, mas sua raiva nunca mudaria a situação e ele afundaria mais uma vez no desespero. Disse que cultivava a tensão para "se sentir vivo". Experienciava a excitação nascida da tensão como vitalidade; qualquer outra coisa o deixava deprimido e com uma sensação de morte iminente.

E, ainda assim, ele me disse: "Na hora em que sinto tensão sexual, tenho uma necessidade imperativa de me livrar, de colocá-la para fora, de tirá-la de mim". Não podia suportar ficar vivo por muito tempo. Não podia suportar a possibilidade da frustração ou do desapontamento. Portanto ele se masturbava — imediatamente — ou saía correndo e praticava sexo oral com alguém, ou encontrava alguém que praticasse sexo oral para ele. Até seduzia os garotos na escola em que dava aulas. Nenhum relacionamento durava mais que um par de relações; esse era o modo como Harry estruturava o seu mundo. Sua existência se centrava ao redor da boca e da sucção. Ele vivia num mundo de sugadores.

Roubava lojas também. Gostava de dinheiro e objetos materiais e, se quisesse algo numa loja, ele a pegava imediatamente. Era incapaz de se conter. Tudo descia pelo cano.

---

* Wilhelm Reich relatou esta descoberta em *A função do orgasmo*.

Para compensar sua insegurança, Harry era muito ambicioso. Estava interessado em jogos políticos, poder e controle. Tomava partido vigorosamente e lutava continuamente contra as autoridades, demonstrando sua rebelião fundamental contra o papel de bom menino. Ser um bom menino significava agradar os outros e satisfazer as suas expectativas. Ser um bom menino significava não chegar perto, não perguntar. Significava ter de rebaixar sua excitação e apagála. Significava agarrar tudo o que quisesse. Harry lamentava profundamente ter de fazer isto e, no entanto, a ternura necessária para chegar perto das pessoas o assustava até mais ainda. Suas mãos se tornaram órgãos de distanciamento.

Harry expressava de fato alguma ternura, mas a ternura que expressava era excedida pelas suas fomes compulsivas. Seus sentimentos de ternura se transformavam em apego. Aproximar-se transformava-se num agarrar, apegar-se e aferrar-se famintos e destrutivos. Mesmo quando tentava ser gentil com as pessoas, ele acabava incomodando-as e se agarrando a elas.

$$* * *$$

O corpo de Harry revelava um certo número de escolhas organísmicas não conscientes, escolhas essas de que necessitava, que expressavam as condições que havia tido no começo da vida. Para sobreviver a essas condições, ele havia aprendido a confinar a sua excitação na cabeça. Toda a expressão de Harry era orientada verticalmente, direcionada para um cérebro orgulhoso, formando uma rigidez em torno do tubo da espinha. Ele fugia dos seus medos corporais para conceitos, idealizações. Sua vida acontecia nas suas fantasias e pensamentos. E sua sexualidade estava na cabeça, como imagens que ele pensava que lhe trariam satisfação.

Estava claro para Harry que ele tinha de manter sua excitação aprisionada dentro das paredes do crânio. A experiência de habitar todo seu corpo era aterrorizante. Ele era descorporificado, e tinha pavor de se deixar ser corporal. Não permitiria que sua excitação descesse da cabeça e crescesse em direção à terra.

A forma do corpo de Harry estava estreitamente relacionada ao seu interesse pela decoração de interiores. Ele fundamentava sua sensibilidade numa atitude de orgulho e grande medo de expansão. E, a partir deste estado corporal, criava sua arte. Era demasiadamente delicada — uma arte requintada, apurada. Não havia força feminina nela, nada da poderosa paixão terrena e materna. Sua arte era frágil. Era franzina nas formas, tênue nas linhas, carregando um mundo menos assustador, mas brutalmente restrito.

\* \* \*

Harry tinha medo de amar e ser amado. Suas ejaculações eram tão frágeis quanto a sua arte — altamente excitadas na superfície, mas faltando o sentimento de uma conexão plenamente corporal. Sua rigidez crônica cortava as pulsações e as correntes, deixando-o apenas com suas vibrações. Sua consciência de sentimentos estava limitada aos seus sentidos, às suas imagens, à periferia do seu ser.

O amor para Harry significava escravidão e dependência. Ele havia sacrificado seu *self* corporal à insistência da família para que se relacionasse com eles como uma pessoa assexual. Ele havia aberto mão de sua masculinidade e liberdade, assumindo o papel muito restritivo de "bom menino". E estava assustado pela perspectiva de ter de fazer mais sacrifícios, de ter novamente de se tornar dependente, agradável, contraído.

Amar e ser amado eram, ambos, um perigo para a sua existência. Quando alguém chegava perto dele, sentia que ia ser agarrado, preso numa armadilha, escravizado. Queria ser amado episodicamente. Queria sexo de hotel, sem nada do percurso de um relacionamento a longo prazo. Preferia o papel de frentista de posto de gasolina: eu sirvo você; você me serve. Não queria exigências postas sobre ele. Não desejava amar outra pessoa e, certamente, não podia amar a si mesmo.

E, no entanto, o paradoxo mais importante da vida de Harry era que tudo que fazia era uma busca desesperada de amor, uma busca desesperada do sentimento de ser amado. Ansiava pelo *sentimento* de ser aceito. Desejava ardentemente o amor de alguém que lhe desse segurança e apoio. Queria se sentir aquecido, queria se sentir aliviado de suas dores e tensões, queria sentir que alguém recebia algo dele e lhe dava algo em troca. Queria se alimentar desses sentimentos.

Ele alegava fazer isso pelos outros. Ensinava numa escola e dizia: "Estou tomando conta dos garotos. Os garotos precisam de um pai e estou dando-lhes o que eu mesmo nunca tive." Mas, na verdade — e Harry me disse isso mais tarde — eram os garotos que cuidavam dele. Ao desempenhar o papel de cuidador, era *ele* o que era cuidado.

Harry era o que precisava de amor e aceitação. Entretanto, passou por um momento terrível quando admitiu isso para ele mesmo. Ele saía para a rua e se fazia chupar, e então dizia: "Você vê, o que eu dou é recebido". A sexualidade passageira expressava Harry de muitas maneiras. Mas expressava principalmente sua forma desesperada de obter e dar amor.

\* \* \*

O comportamento de Harry era uma tentativa de obter prazer como uma criança. Ele nunca se satisfez, nunca teve a experiência de estar preenchido. Tudo de que se lembrava era o estresse da privação. O prazer tem um papel muito importante no processo de formação do *self*. Não fazemos o que é doloroso, a menos que seja absolutamente necessário. Basicamente, o prazer está ligado ao crescimento e ao desenvolvimento. Mas se nosso processo formativo for drasticamente inibido, a capacidade para o prazer também o será, com a mesma intensidade. E se nossas atividades forem associadas a sentimentos de frustração, será preciso um trabalho especial para nos reorganizarmos em torno do prazer.

Harry tinha uma grande dificuldade em aceitar reorganizar-se, a re-formar seu corpo, correlata à sua grande dificuldade em aceitar prazer no ato do amor. Seu prazer se restringia a se livrar da sua excitação, fazer contatos breves e ser servido.

Do mesmo modo, o que dava a Harry o desejo de mudar era o sentimento de que suas próprias constrições o estavam sufocando. Seus esforços para obter satisfação não estavam lhe dando prazer mas, assim mesmo, não conseguia crescer na direção de um outro modo de vida. Entregando-se ao nosso trabalho, começou a descobrir a possibilidade da alegria. Experienciou que a contenção lhe proporcionava prazer; em vez de tentar se livrar compulsivamente de sua excitação, descobriu que o contato sustentado consigo mesmo ou com o outro lhe proporciona uma forma mais profundamente satisfatória. Neste sentido, ele encaminhou-se para assumir responsabilidade pelos seus próprios sentimentos de vida.

\* \* \*

Minhas preocupações principais com relação a Harry eram a canga ao redor do pescoço, a contração em forma de tubo que corria ao longo do torso e a interferência no fluxo excitatório por toda a região pélvico-genital.

Comecei trabalhando com a pelve, ajudando Harry a reconhecer sua passividade aí. Logo descobrimos espasmos subjacentes, incluindo-se o anel apertando a raiz do pênis. As pernas comprimidas e o círculo de tensão impediam o movimento de sentimentos de excitação na parte inferior do corpo. Também impediam sua percepção desses sentimentos.

À medida que trabalhamos para abrir a atitude comprimida, algo aconteceu, algo mudou visivelmente. Havia um fluxo de excitação para baixo, um fluxo de sangue. Pedi a Harry que me dissesse o que estava acontecendo com ele. Relatou sentimentos de vitalidade, mas também estava experienciando uma ansiedade aguda. Não sabia como lidar com esses sentimentos novos, eram tremendamente perturbadores. Não podia manter uma consciência da sua própria vitalidade. Deixava-se levar por fantasias — de fugir por um espaço aberto, de devorar e ser devorado — ou, então, se desligava para se afastar das sensações de peso e amortecimento em todo o seu corpo. Este era precisamente o modo como, quando criança, ele havia evitado de se sentir rejeitado e aterrorizado.

A *awareness* está diretamente relacionada à mobilidade e motilidade. O corpo de Harry revelava algumas áreas, como a boca, muito móveis. Essas áreas continham sua excitação; tinham um bom tônus e uma boa motilidade. E essas eram suas áreas de consciência, suas áreas de auto-expressão. Nas outras áreas do corpo, havia medo, portanto a consciência não era permitida. As áreas inconscientes de Harry, como a pelve e o pescoço, eram duras e insensíveis.

Nos lugares em que há contrações musculares, há também distorção da imagem corporal. Se as pessoas desenharem imagens delas mesmas, se imaginarem ou examinarem seus corpos, omitirão as partes profundamente contraídas. Elas são insensíveis a estas partes. Estas partes estão dissociadas das suas percepções corporais. Por causa da contração crônica ao redor da raiz do pênis, Harry não sentia que lhe pertencia. Disse-me várias vezes que desejava não possuí-lo, que desejava não ter pênis de modo algum.

Áreas inteiras de movimento e sentimento, de resposta e decisão estavam fora do alcance de Harry. Ele não sabia que elas existiam. Por exemplo, ele não sabia que poderia expandir seu corpo em qualquer outro sentido que não para cima e para baixo. Não tinha idéia de que poderia girar os ombros e olhar para trás enquanto a pelve avançava. Se girasse, girava num eixo. Os movimentos de flexão e extensão envolvidos na  contorção estavam eliminados do seu repertório, porque sua imagem de corpo não os sancionava. E, assim, ele contraía as escolhas que seria capaz de fazer.

\* \* \*

À medida que Harry começou a deixar a excitação suavizar sua rigidez, ele também se tornou consciente do medo que lhe causava enrijecer. Mas levou um bom tempo para desenvolver uma nova imagem corporal que o capacitasse a manter a vitalidade sem sucumbir no medo.

Um fluxo de energia no seu peito produziu uma consciência fria do amor que perdeu, um acesso de choro e depois raiva, depressão ou os dois. Um fluxo de energia na sua pelve produziu repugnância por si mesmo e pelo seu sexo, seguida de uma ansiedade intensa. Harry se descobriu com medo de ter uma ereção e com medo de não tê-la. Nos seus momentos de desamparo, ele assumiu o quanto queria chupar, agarrar, puxar para si. Às vezes perdia a consciência, agitando o corpo histericamente. Outras vezes, ameaçava me atacar e isto conduziu, por sua vez, ao desejo de prejudicar a si mesmo, o eu que ele odiava. Num certo momento, ele se recordou de uma história surpreendente. Não me lembro como veio à tona, mas eis o que me relatou: "Aos 17 anos, saí de casa e me alistei na Marinha. Fui para casa, contei as novidades a minha mãe e, naquela noite, deitamos juntos na cama. Ela se deitou perto de mim, com o travesseiro na minha cara. E fiquei tão excitado, tão carregado que quase fiquei louco de raiva. A única coisa que podia fazer era me embotar." Perguntei a ele como se embotou. "Enrijeci toda a parte superior por dentro." Ele não ousou ter uma ereção, portanto comprimiu-se e formou a contração na raiz do pênis, mantendo-o fora de contato. Ele se tornou rígido e inexpressivo.

Neste momento, ambos entendemos que Harry podia permitir sua excitação, mas não podia permitir que ela se transformasse em sentimento e ação. Ambos tivemos o *insight* de que uma pessoa pode ter uma quantidade danada de excitação e muito pouco sentimento. Há uma etapa que passa despercebida na seqüência formativa. As pessoas perdem a maior parte da etapa de contenção e vão direto da expansão excitatória ao reflexo, à descarga não participativa — como um movimento reflexo do joelho ao estímulo. Segundo Harry, "Quando sinto excitação, preciso me livrar dela."

As mulheres na família de Harry lhe eram pródigas em atenção — provocavam-no, faziam cócegas nele. Mas se ele deixasse a excitação se elevar, as mulheres o rejeitariam. Então ele aprendeu a ter medo da excitação e, para se sentir seguro, aprendeu a se livrar dela. Formou o cano, que não continha nada. Manter o cano o livrava daquilo que o ameaçava. Mas aí Harry *se sentiu* morto. Sentia-se tão deprimido e desvitalizado que entrava em pânico; então, se precipitava para a rua e encontrava alguém para sugar, para se recarregar.

Realmente passamos por duras provas juntos. Mas, vários meses depois, Harry começou a perceber que, por baixo de toda a sua histeria, havia um desejo, uma tristeza e um vazio. Gradualmente, ele se permitiu experienciar estes sentimentos e experienciar a diferença qualitativa entre excitação e sentimento. À medida que se suavizou o suficiente para sentir o seu vazio, começou a reconhecer como estava realmente empobrecido e desnutrido emocionalmente.

\* \* \*

Uma outra história que me contou: sua mãe tinha o hábito de se despir e ir para a pia se lavar. Harry amava vê-la nua ali; ele costumava se masturbar enquanto a observava. Uma vez, querendo aproximar-se dela mais intimamente, se colocou de tal modo que ela o pegaria se masturbando. Deitou no sofá bem na frente da porta do banheiro. Sua mãe saiu de lá, viu-o contorcendo-se e não disse uma palavra. Passou por ele como se nada estivesse acontecendo. Ele nunca a perdoou por isso.

Harry se sentia profunda e pessoalmente enganado pelas mulheres da sua família. Quando bebê, foi alimentado com um conta-gotas. Sua mãe era impositiva, exigente; ela o ameaçava continuamente de recusar o amor que nunca foi realmente capaz de dar. Mas não era só a mãe. Durante os anos de crescimento, as tias também maldiziam sistematicamente os homens de suas vidas. O pai fugiu e os tios foram para a Guerra Mundial; as mulheres gostavam de sentar pela casa e depreciar os homens. Fizeram com que todas as formas de masculinidade parecessem inaceitáveis. Harry relembrou, por exemplo, que elas o vestiam com roupa de menina. Isto o feria terrivelmente. Mas maior que essa mágoa a era o medo de ser rejeitado, então aprendeu a talhar seus movimentos dentro de um modelo de menina, que as mulheres achariam aceitáveis. Também aprendeu a pensar como elas. Via todos os homens como escravos fracos, incapazes de ser verdadeiros para com eles mesmos. Ao escapar da escravidão da masculinidade, ao assumir o papel sexual de uma criança afeminada, ele se livrou do peso de ser marido e provedor.

O trabalho que fizemos ajudou Harry a descobrir que sua própria "liberdade" homossexual era uma escravidão. Ele percebia que estava escravizado à sua necessidade de contato episódico, que estava atado ao seu conflito entre querer agradar as mulheres e sofrer com a obrigação de agradá-las. À medida que fizemos exercícios para ajudá-lo a experienciar suas pernas e pelve, começou a expressar o sentimento de que amar significava penetrar e ser amado significava ser penetrado. Antes, disse ele, havia evitado a penetração, até nos seus encontros com homens. Preferia enrijecer a espinha e sugar.

Mais tarde, Harry saiu de férias com algumas mulheres e professoras, iniciou-se indo para a cama com uma delas, mas tinha dificuldade em participar do ato sexual. Ele ainda estava corporificando uma quantidade tremenda de ressentimento. Ainda sentia que, embora já tivesse o direito de amar, a mulher não merecia qualquer amor de sua parte. Ele ressentia ter de pagar as contas, ter de abrir mão do seu esperma. Principalmente, ressentia-se de ter de fazer aquilo que via como uma *performance*. Não podia se deixar relaxar o suficiente para compreender que fazer amor com uma mulher era muito diferente de *performance*.

O movimento que eu encorajava no nosso trabalho conjunto era um fluxo descendente, que consistia em pedir a Harry para liberar algumas das suas contrações, permitindo a possibilidade de um novo tipo de satisfação. Do modo como as coisas se apresentavam, Harry tinha apenas duas maneiras de expressar o movimento descendente da sua excitação. Uma delas era despejar pelo cano abaixo e a outra, a atitude de reter ou congelar. As duas eram insatisfatórias. Portanto, trabalhamos no desenvolvimento de padrões que lhe permitiriam experienciar que, para muitos sentimentos, a pelve é um continente melhor que a cabeça. Isto significava que Harry devia estar disposto a deixar seu antigo mundo morrer — o mundo onde ele havia se formado tão vertical e rigidamente — e, ao mesmo tempo, devia estar disposto a deixar seu novo mundo se expandir, disponível para explorá-lo tanto lateralmente, como para cima e para baixo. Ainda que surpreso, Harry começou a se soltar e aceitar a excitação na sua pelve. Ele podia agora perceber que suas escolhas formativas eram condicionadas por acontecimentos passados. Também podia perceber que a realidade imediata poderia ser experienciada sem referência ao condicionamento negativo do passado.

No passado, Harry havia racionalizado sua reatividade excessiva chamando-a "sensibilidade." Ele se via como alguém da elite. Mas quando abriu o círculo de tensão ao redor do pênis e realmente começou a sentir que tinha conexão com um "pau", se sentiu muito menos limitado ao ideal de ser gentil e sensível para sempre. Reconheceu o impulso da pelve e do pênis e, de repente, se viu interessado em penetrar. Foi movido a expressar o seu lado assertivo.

Um dia, aconteceu uma grande mudança. Pedi a Harry para assumir a posição de hiperextensão, inclinando-se para trás com os braços muito esticados. De repente, aconteceu uma contração no abdômen e ele começou a gritar. Não podia respirar, ficou totalmente em pânico, mudou de cor e finalmente desabou no chão. Esta não era uma das suas costumeiras perdas de consciência. Harry tinha realmente se transformado num bebê desamparado, incapaz até de ficar de pé. Levantei-o, levei-o até o colchão e escutei a explosão de todas as suas dores — toda a sua fome de amor, seu desejo infantil proibido de contato estreito e aceitação. Ele deixou este desejo sair de dentro dele e depois passou o fim de semana na minha casa, permitindo-se ser cuidado.

Este foi o momento decisivo para Harry. A partir daí, ele podia começar a construir um mundo que, em certa extensão, gratificava a profunda necessidade de amor que havia negado.

Ele foi capaz, progressivamente, de se libertar da escravidão que sua mãe representava — tanto em termos da sua dependência com relação a ela quanto da sua revolta contra ela. Foi se tornando mais forte, mais confiante e menos impulsivo. Superou a necessidade de roubar e as aventuras sexuais sórdidas. Até o sangramento osteomielítico finalmente parou. Parou depois que Harry voltou de uma viagem e se apercebeu que havia partido para fugir da excitação da sua própria formação.

\* \* \*

Com Harry, comecei a perceber como é que a excitação corporal forma uma pessoa, como o fluxo excitatório determina a configuração do corpo e a quantidade de carga que a pessoa consegue manejar confortavelmente. Também comecei a ver o que acontece quando alguém começa a reorganizar o fluxo da sua excitação.

Ao trabalhar com Harry provei, para minha satisfação, que nossa rigidez crônica restringe, de fato, o fluxo da nossa energia. Quando Harry deixou sair as suas contrações, foi inundado por uma corrente de excitação e experiência. Tudo o que fez para restabelecer a circulação da sua excitação ocasionou mudanças na sua vida — física, psicológica e socialmente.

Para Harry, aprender a aceitar o seu corpo e trabalhar com ele mesmo era um ato de amor, um desejo de amar de modos que não eram nem humilhantes, nem autodestrutivos. Ele nunca chegou a amar uma mulher sexualmente; suas dores e ressentimentos eram grandes demais para isso. Mas finalmente atingiu o ponto em que abriu mão do seu *nonsense* infantil e se encaixou numa relação mais constante com um homem, o que não havia sido capaz de fazer antes. E eu realmente compreendi: a heterossexualidade não é a única meta. Harry se expandiu num relacionamento que tinha continuidade e significado. Ele estava vivendo uma vida mais plena, mais formativa — aceitando ser alimentado pelo amor dos outros e expressando seu próprio amor, de modo a formar uma conexão permanente que lhe proporcionava uma profunda satisfação.

$$* * *$$

A primeira vez que Harry veio me ver, era alguém de sexo neutro. Estivera congelado como criança. Durante o processo de descongelamento, tive a oportunidade de observar como uma pessoa começa a se relacionar com o sexo oposto, como a energia de um homem começa a se dirigir para uma mulher e o que acontece quando ele faz isso.

Como resultado do trabalho com Harry, comecei a compreender outra coisa: muitos homens se mantêm numa atitude contraditória que, simultaneamente, idealiza e ofende as mulheres. Um homem é ensinado a adular sua mãe, a colocar cada dama das suas relações num pedestal e protegê-la, nobremente. E, depois, a tratá-la mal: subestimar sua força feminina, definir um papel subserviente para ela, mantê-la por perto com o propósito de foder com ela, pornograficamente.

Completar os papéis do que deveria ser uma mulher deve andar par e passo com perseguir certos papéis do que deveria ser um homem. A maioria dos papéis apresentados nas revistas de moda, no palco e nos filmes são a um tempo idealizados e desdenhosos. Uma mulher é ou uma prostituta, ou uma rainha, uma deusa do sexo ou uma garota magra de cabelos curtos e sem seios. Um homem é um macho ou uma bicha, um gângster ou um medroso, um devasso ou um palhaço.

As mulheres não são exclusivamente as vítimas inocentes, é claro. Algumas delas, encantadas com a situação, contribuem para perpetuá-la — mostrando desprezo pelo homem que não é valentão, embora apreciem o homossexual por ser atraente, esperto e sensível. As mulheres também concordam em se ajustar às novelas da moda, em vez de permitir a construção e o surgimento graduais da sua própria excitação energética.

Os papéis de fêmea e macho estão passando por uma crise de re-formação. À medida que a imagem de John Wayne começa a se esvaziar, os sentimentos reprimidos dos homens de querer estar mais próximos e ternos com os outros começam a se manifestar e estes sentimentos são, no princípio, negados e encobertos. Ou, se forem expressos, não o são em termos individuais mas em termos de um estereótipo que qualquer um já reconhece, como a palmada na bunda do jogador de futebol ou a efeminação simpática de um homossexual banal. Conforme os homens abrem mão dos seus estereótipos de macho e se tornam menos rígidos, sua capacidade para a ternura aumenta. A muitos deles falta maturidade individual e flexibilidade para conter e expressar esses sentimentos ternos. São incapazes de deixar sua ternura se intensificar. Então a rejeitam ou a operam exercendo o papel de serem superficialmente sensíveis. Do mesmo modo, a mulher que rejeita o papel de deusa e serva busca o prazer imitando a agressividade masculina.

Nos últimos anos, começamos finalmente a desenvolver algumas imagens muito diferentes do que é ser um ser humano. Hoje em dia, um homem pode ser sensível e pode ser assertivo. Pode ser um deles ou ambos. E uma mulher pode ser os dois. Uma mulher não precisa abrir mão da sua sensibilidade para ser capaz de ser assertiva.

# EXPANDINDO NOSSO *SELF*

Quando nosso corpo perde seu sentimento de si, perdemos nossa conexão com nós mesmos e com os outros. E então procuramos algo em que acreditar. Se nosso corpo não sente a sua capacidade de conexão, tentamos colocar Deus, a vida, em algum lugar fora. Ou então, projetando o nosso próprio amorteci-mento, dizemos que Deus está morto, que a vida na Terra está condenada.

A pessoa que é o centro de *sua* vida é o centro de *toda* a sua própria vida. Porque ela sente o que é sua própria maneira de viver, ela experiencia e tem fé antes na sua expressão do que na crença expressa por outra pessoa.

Um dos efeitos de se constringir nosso *self*, nossas pulsações, é criar um sentido não-rítmico. Formamos um sentido de imobilidade e permanência e ele parece concreto e seguro, porque amortecemos os ritmos dos nossos movi-mentos pulsatórios. Limitamos nossa experiência tentando eliminar o inespe-rado, criando uma forma inalterável, uma pessoa estática. Mas a estabilidade aparente deste estilo de vida limitado é apenas uma ilusão.

Muitos de nós amarram as coisas através de pensamentos e lembranças, através de conceitos em vez de sentimentos. Se perpetuarmos este processo cerebral, formaremos ideais, lutando para viver à sua altura. Ideais têm de ser preenchidos com a nossa energia ou não funcionam. Assim, agimos "como se", ou nos forçamos a agir. Este desempenho e esta pressão criam contrações em nós que sequer sabemos possuir. Tudo o que sabemos é que nossas vidas são dolorosas, estúpidas, difusas ou superficiais — insatisfatórias, de algum modo.

Tentar formar conexões apenas com o seu cérebro inibe a sua vida emoci-onal, restringe a expansão que re-forma o seu *self* e os seus relacionamentos. É assim que florescem sistemas de crenças. Eles tentam lhe falar a respeito dos sentimentos e experiências de outras pessoas, o modo como outras pessoas formaram a elas mesmas. E, embora possam sinceramente esperar que você passe pela experiência e forme sua vida do mesmo jeito, não encorajam a sua própria formação expansiva. Os sistemas, em geral, tentam suprimir os mistérios do viver. Eles lhe dizem o que são os mistérios e como lidar com eles. Não fazem de você o mistério, nem apontam a fonte da sua própria formação.

Quando comecei a desafiar minhas afirmações, ideais e crenças, tanto cognitiva quanto muscularmente, comecei a experienciar uma dimensão expandida da minha vida. Comecei a compreender que a minha experiência e a minha expressão eram a minha verdade, que a minha maneira de formar o meu *self* era minha vida. A auto-expansão é excitante e se torna mais excitante à medida que me impulsiona em direção à individuação.

Esqueça esta história de salvação. O que há para salvar? Quando vivemos nossas próprias vidas, tomamos posse da nossa possibilidade inata de expansão e a usamos para moldar sentimento, prazer e satisfação, em vez de ideais e crenças. Passamos nossa vida nos tornando alguém em vez de mantendo uma imagem.

$$* \ * \ *$$

Num apêndice à *Psicologia da invenção no Campo Matemático*, de Jacques Hadamard, Albert Einstein afirma que, para ele, o processo de percepção mais importante é muscular e visual, e que ele depois elabora isto através da busca e desenvolvimento de uma linguagem adequada. Albert Szent-Györgyi, o biólogo, escreve que "A vida mantém a vida prosseguindo" — que a vida se constrói a si mesma, como uma escada. A energia expressa como atividade aumenta o interesse e cria mais energia e mais expressão, até no caso do sujeito compulsivo, que mantém sua vida ocupada além das suas possibilidades.

Szent-Györgyi também afirma: "Quando você não usa uma máquina, ela emperra; quando você não usa um corpo, ele desmorona." Quando se é sedentário, o coração se atrofia. Os corredores, assim como os amantes, têm mais energia. O modo como a usam pode estar relacionado a um sistema de valores, mas energia eles têm para abrir seus limites, aumentar a sua própria excitação, formar uma expansão do viver.

Alguém me levou a um encontro de videntes em que um homem deu uma palestra dizendo que, numa vida passada, ele teria sido um pastor protestando, e que quando ele morreu levou três dias para descobrir, porque estava mais vivo na morte do que quando estava vivo.

\* \* \*

Paul, que se sentou à minha frente sem camisa, como havia feito muitas outras vezes, estava diferente naquele dia. Seus ombros não estavam levantados à maneira de uma pessoa assustada, como de hábito. Nem portava o sorriso perpétuo de um sedutor, sussurrando para evitar qualquer resposta direta. Contava-me a respeito da viagem da qual acabara de chegar, uma experiência com seus amigos e familiares que, segundo disse, lhe dera um sentimento das suas raízes. E o seu corpo demonstrava isto, com os ombros abaixados, o pescoço relaxado e o sorriso. Mais importante que isto, até, seu sentimento de ter raízes se expressava na respiração rebaixada. Não mantinha mais sua respiração alta naquele peito comprimido. Ele pesava de emoção quando me disse que, agora, tinha um novo relacionamento com seu pai, que havia descoberto uma força no seu pai que se transmitira a ele. Paul brilhava com este sentimento forte de si mesmo.

Então ele continuou, dizendo que não se sentia tranqüilo ainda por ter voltado à Califórnia, que não se sentia presente no trabalho. Disse que se sentia de algum modo desorganizado, e que levaria um pouco mais de tempo para voltar a ser o seu velho *self* eficiente de novo.

Puxa, disse eu, você me falou sobre descobrir um novo relacionamento com seu pai, um aprofundamento da excitação e uma intensificação da capacidade de se conectar na sua vida, e agora você me diz que precisa se exercitar para estar de volta! Como poderia não se sentir desconfortável, sem limites, inespontâneo, diferente, estranho? Você abriu seu velho *self*. Está se tornando um Paul diferente. Tem a oportunidade de experimentar o mundo de modo diferente, de renovar completamente o modo com que se relaciona com seu chefe, sua garota, comigo. Então vá em frente e organize uma nova forma.

## *Amar*

A experiência expandida é um estado de vitalidade em que o coração revoga a cabeça. Chamamos a isto amor. Podemos ter um gosto disto a qualquer hora que queiramos, acreditando nos nossos corpos e nos rendendo à imensidão de nossas vidas. Ao fazê-lo, compreendemos que a nossa imagem analítica da realidade não é a realidade em si.

Quando um homem e uma mulher gozam juntos, o que acontece é divino. Não é um retorno ao útero, é um compartilhar universal. O que está implícito no ato do amor torna possível a continuação da vida.

A expressão dos próprios sentimentos forma a relação de amor. Amar é desfazer-se dos papéis, estar presente de modo ampliado. Jogamos fora os modelos familiares e tomamos uma nova forma. Nunca estive apaixonado sem sentir meu corpo de uma nova forma. Limitamos nossa capacidade para nos expandir amorosamente se muscularmente estivermos cronicamente tensos. Limitamos a experiência da nossa feminilidade ou masculinidade, do mesmo modo que limitamos nossa experiência com relação ao sexo oposto. Não nos aperfeiçoamos, não enriquecemos nossas vidas ou as vidas dos nossos amigos. Ao mesmo tempo, se expandir não é algo ilimitado. É um aprofundamento da forma e do sentimento.

Uma vez eu estava fazendo amor e o inesperado apresentou-se em mim. Comecei a pulsar e ondas da pulsação me percorriam. E então, de repente, no meio de todo este prazer, fui capturado por uma onda paralisante de repulsa que gritava: "Não vou me entregar! E eu te odeio! Você está tentando eliminar o 'eu' que trabalhei duro para estabelecer como minha identidade. Você quer que eu ceda a você, e eu não cederei!"

Compreendi que esta voz era uma expressão do meu pacto social para permanecer a favor da cultura. Meu papel social contratado não queria ceder à minha pulsação. E eu conhecia a tragédia de viver sem estar vivo. Sentia de que maneiras viver meus papéis dóceis era reduzido, comparado à vitalidade do meu eu indócil. O eu social percebia que, enquanto eu pudesse estar vivo, ele não poderia criar sua própria vida. E se ressentia com o eu indócil, cuja conexão com o campo de toda a vida o capacitava tanto a ser vivo quanto vitalmente formativo.

Ao mesmo tempo, me apercebi de que viver estritamente no campo indiferenciado da universalidade é tão desequilibrado quanto viver exclusivamente no mundo dos papéis. Ser inteiramente sem limites é perder os prazeres e alegrias individuais, bem como as dores e desesperos individuais. Não ter limites é evitar ser corporal, humanamente enraizado.

Uma pessoa pode ter uma experiência expandida. Mas a sua experiência não se enraizará até que ela plante e amplie sua realidade contendo-a e enraizando-a, formando o seu eu e a sua realidade social. Que mistério maior há do que o mistério de ser encarnado, o mistério de estar na carne? Nossas vidas corporais se limitam e perdem seus limites, se corporificam e descorporificam, formam a nós — o mistério — como experienciamos a colagem das camadas vivas chamadas nós.

\* \* \*

Vejo a vida não como uma luta dualística entre dois pólos, mas como um campo de ressonância de reorganização contínua de padrões excitatórios. Todos nós pulsamos em conexão com um mar tenso de criação. Algumas pessoas estão nele contraídas, outras, de maneira expansiva. Mas estamos todos no mesmo mar da criação.

Este oceano de continuidade dá forma a meu espaço interior e exterior, meu eu limitado e meu eu ilimitado. Há um espaço interno quando fecho meu eu, e há um espaço externo quando abro meu eu.

Lembro-me de um dia, na Alemanha, em que eu estava comigo mesmo intensamente. Era uma manhã corajosa, eu estava andando e abracei uma árvore. Olhei para ela e vi-a vibrando, vi-a pulsando — e não estou falando de tremer no vento. Coloquei os braços ao redor da árvore. Sentia-a mandando ondas de cima a baixo, comunicando-se com seu padrão vibratório. Compreendi que este padrão vibratório *era* a árvore.

Senti a árvore vibrando e senti meu próprio eu vibrando. Então dei alguns passos para trás e comecei a perceber a árvore de novo, desta vez como uma realidade vibratória que oscilava entre sentir a árvore dentro de mim e experienciá-la a certa distância de mim. Eu estava impressionado com o modo como a árvore e eu estávamos engajados numa espécie de diálogo, que mudava continuamente o modo como eu "via" a árvore, o modo como eu a experienciava — às vezes subjetiva, às vezes objetiva; às vezes dentro de mim, às vezes lá fora.

Fui embora deslumbrado com o que tinha acontecido. E a partir daquele momento descobri que, cada vez mais, eu era capaz de perceber como minha própria vibração e minha própria pulsação ampliavam meu mundo. Sempre que eu podia sentir esse estado de relação, me sentia engajado num processo de diálogo com o campo do meu entorno. Também senti que era louco, que esta não era a maneira adequada de ser. Afinal, ninguém tinha me ensinado que meu mundo é mediado pelo diálogo dos nossos campos ressonantes. Sempre me ensinaram a fixar o mundo em algum lugar. Disseram-me que uma árvore está *lá* e se vai até ela — não que a árvore e eu nos conectamos através de uma subcorrente de sentimentos.

## *A Corrente do Animal Espiritual*

O amor, quando flui intensamente, começa com as correntes do próprio corpo. As correntes pessoais nos preenchem com tanto sentimento que ele ultrapassa os limites pessoais e amplia nossa conexão com outras pessoas. Quem quer que tenha experienciado isto experienciou o que é ser si mesmo e ser um só com o mundo, reconhecer que tudo está em fluxo e, ainda assim, sentir-se à vontade, viver no mundo de uma maneira não cognitiva e confiar nele.

Como chegar lá? Não precisamos chegar lá; já estamos lá.

Se, em algum lugar dentro de você, houver uma ferroada de excitação, uma faísca de excitação — mesmo que seja somente um minúsculo ponto no lobo da orelha — deixe-o se expandir. E participe do seu processo de autoformação.

Cada pedaço de excitação é frágil. Ela não tem esta força toda. É persistente, forte e, ainda assim, é frágil. Encolhe-se num ambiente negativo. A excitação tem a habilidade de hibernar quando as circunstâncias não são apropriadas à sua expansão e formação.

Às vezes, uma mulher vem me ver e diz: "Devo ser frígida. Estive trabalhando com isso, mas não sinto nada quando faço amor." Respondo: "Agora, veja: antes de mais nada, desista de trabalhar nisso e diga-me, ou diga a você mesma, o que você *está* experienciando." A mulher pode dizer: "Estou experienciando a antecipação de ter mais sensações." Então lhe pergunto: "Bem, onde você localiza a excitação desta antecipação?" Ela pode responder: "Sinto-a na minha cabeça, no meu peito, sinto que não passa do meu umbigo." Seu primeiro passo é descobrir o que está acontecendo. Então ela pode começar a expressar isto. Daí começa a expansão.

Com que atitude você está indo ao encontro do mundo nesse exato momento? Você está se encontrando com o mundo cauteloso, mantendo a distância? Deprimido e esquivo? Bombástico e sociável? Identifique a atitude com a qual você vai ao encontro do mundo e localize-a em algum lugar do seu corpo. É atrás do pescoço? Nos seus olhos? No estômago, nos ombros ou nos joelhos? Qualquer que seja o lugar em que você a localize, de qualquer forma que você a identifique, repare no modo como ela molda seus pensamentos e ações, seu eu e suas respostas. A aceitação da sua forma presente encoraja o seu processo de expansão.

$$* * *$$

Entendo a espiritualidade como uma elevação dos processos excitatórios do animal humano. Vemos como a experiência religiosa, quando separada da sua *mise-en-scène* é a experiência vívida. É o nosso experienciar vívido e é a vivacidade daquilo que experienciamos. Sua profundidade e intensidade correspondem ao nível de profundidade e intensidade das nossas correntes.

Nossas correntes são nosso campo biológico, o campo da nossa vida corporificada. Experienciar nossas correntes é a experiência espiritual. Viver nossas correntes, participar na formação das nossas vidas é o grande mistério e a alegria da existência.

A coisa mais importante que podemos fazer por nós mesmos é confiar no corpo que nos forma como um *certo corpo*.

# MINHA VISÃO

Uso a metáfora corporal como o macaco usa as barras, para saltar entre as diferentes faces da minha existência. Há o aspecto de minha existência em que vejo você e falo com você, onde os objetos são reconhecidos de acordo com um consenso. E a seguir há outro aspecto da minha existência no qual não posso entrar analiticamente. Chego ao ponto em que não posso levar meu pensamento adiante. Meus *insights* encontram o seu limite. Neste ponto, minhas intuições lampejam na superfície e as pulsações e sentimentos se intensificam. Este caldo excitatório de intuições, pulsações e sentimentos de onde provém minha forma é o grande universo em si mesmo.

O interior do meu corpo é um mundo de sentido potencial, um mundo de não-separação, sem tempo e sem fim. É vital e agradável. Mergulho dentro dele, depois me retraio e reflito sobre a experiência da minha imersão.

Há uma passagem, uma interface entre as diferentes faces da minha existência, os aspectos da minha vida — a vida pública e a vida privada do meu corpo. A melhor maneira que tenho para descrever esta interface é: "Estou aqui! E lá está o mundo." Sempre que descubro uma nova dimensão da vida, experiencio-a como se sempre tivesse existido. Há o mundo e aqui estou, tudo o mais é lembrança.

Usamos metáforas para compartilhar nossa experiência. Eu uso a metáfora corporal. A metáfora corporal sustenta a vitalidade do mundo público e mantém a fé na minha existência privada.

O meu estar vivo, minha formatividade, surgem do oceano vivo em que nadam as nossas células. A experiência deste mar excitatório é que dá nascimento a minha visão.

* * *

Numa noite em 1959, enquanto estava acordado na cama, experienciei um evento que reuniu a biologia e a psicologia para mim, cristalizando minha compreensão de que o nosso *self* é o processo evolutivo em continuação. Estava deitado de costas, alongando partes tensas do meu corpo e sentindo-as relaxar. Sem que eu sequer percebesse, isto deu início a uma onda de pulsação na minha parte frontal, para cima e para baixo. Senti meu cérebro se abrir. E tive a visão de uma serpente, verde e vívida, que parecia espiralar-se para fora dos meus intestinos até dentro da minha cabeça. Na noite seguinte aconteceu a mesma coisa, à exceção de que, desta vez, quando a serpente se insinuou na minha cabeça, pareceu entrar num anel prateado.

Enquanto eu podia ver a serpente se movendo dentro de mim, também sentia que eu mesmo era a serpente. Oscilei para frente e para trás entre estas duas percepções: objetivo e subjetivo. Havia a serpente lá fora e havia a sensação de fluxo dentro de mim. Eu tinha a visão e tinha o sentimento. E o pêndulo da minha percepção, oscilando, criou um campo em forma de ovo que, paradoxalmente, se estendia infinitamente em todas as direções.

Nos anos seguintes, aperfeiçoei a conexão com a minha serpente. Comecei a perceber a relação entre o seu fluir e o meu processo de ser formado, meu processo de me tornar mais do que costumava ser. Comecei a aceitar uma espiral excitatória ascendente e externa, descendente e interna — uma expressão da minha excitação alternadamente limitada e ilimitada, contida e incontida. Senti que a minha serpente era meu eu. Sempre que a experienciava na periferia do meu corpo e nas minhas profundezas, podia sentir que ela me penetrava por inteiro. E, à medida que comecei a viver este sentimento, comecei a desenvolver uma qualidade de ser um campo de excitação formando-se e aumentando continuamente.

Um dia, no outono de 1964, à medida que eu sentia a luminosidade das minhas correntes, fiquei atento ao fluir intenso da minha serpente dos meus intestinos para cima, na área do esterno, tanto dentro quanto fora. Eu podia ver e podia sentir a corrente de excitação crescendo dentro de mim, me formando numa pessoa mais coração. Poucas noites depois, uma noite agitada, experienciei primeiro uma dor no peito e depois o fluxo perfurando meu diafragma. Minha imagem era a de uma serpente irrompendo pelo centro de uma parte laranja. Durante todo o dia seguinte, fui envolvido por um calor circulante que vinha de dentro de mim e me alimentava. Meu mundo era vibrante e intenso, os poemas brotavam de dentro de mim — me formando e informando.

Pouco depois tive mais duas experiências-serpente que expressavam padrões similares de percepção e participação crescentes. Numa ocasião, fiquei atônito ao perceber uma serpente deitada, enroscada num campo perto da minha pelve. Mais tarde, naquele mesmo mês, experienciei uma serpente não enroscada erguendo-se e tentando entrar na minha cabeça. Minha reação nos dois casos foi de pânico, até que compreendi que, para qualquer lugar que pudesse dirigir a sua expansão — cabeça, peito, diafragma, pelve — a serpente era eu, e eu era amistoso. A serpente era eu e, ao mesmo tempo, estava me formando e me ampliando, um eu expandido. Era minha vida atual e era a minha promessa de mais vida.

* * *

A serpente é a minha visão pessoal do processo formativo, como ficará claro em outro evento ocorrido. Nesta ocasião específica, experienciei fortes correntes subindo pelos dois lados do meu corpo, e então vi não uma, mas duas serpentes. Originando-se de uma só cauda na minha bacia pélvica, uma serpente se enroscou pelo meu lado direito, para cima, e a outra pelo meu lado esquerdo. Era como se elas estivessem mantendo um diálogo, e elas o mantinham dentro do meu cérebro. Ali pararam, como se estivessem se cumprimentando. Então suas cabeças fundiram-se.

Olhando para o formato do diálogo das serpentes, percebi que formavam um recipiente em forma de "looping". As serpentes se abrem a partir da pelve e formam um recipiente. Elas se cruzam uma vez. Então fecham o recipiente. Em vez de continuar desenhando oitos, elas circulam novamente sobre si mesmas e uma sobre a outra. Uma parte essencial desta circulação é a *pausa* das cabeças das serpentes antes de se fundirem. É na pausa que um acordo é mediado sobre o que não será configurado, o que será novamente configurado e o que será configurado de maneira nova — do quê abrir mão, o que manter e o que conter.

* * *

Embora sejam eventos distintos, há uma relação entre o fluxo da serpente e o fluxo da respiração. Ambos trazem à tona o sentimento de um processo de expansão e contração. Freqüentemente, ao prender nossa respiração, podemos sentir mais facilmente as pulsações e correntes que ocorrem dentro do nosso corpo e, às vezes, na sua superfície. O movimento viaja dos pés à cabeça, da cabeça aos pés.

À medida que a serpente e eu formamos nossa relação, comecei a sentir que havia uma mudança qualitativa e quantitativa acontecendo no fluxo da

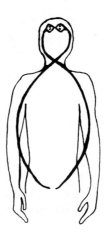

minha excitação, da pelve para a cabeça e da cabeça para a pelve. A serpente se contorcia a partir da minha barriga como um impulso indefinido de amor e carga. Seu impulso se suavizava à medida que passava pelo coração, pelo centro de mim. Quando subia para dentro da minha cabeça, gerava uma imagem ou um *insight*, uma percepção refinada, distinta de uma percepção global. Se eu estivesse canalizando energia da cabeça para baixo, minhas imagens-pensamento primeiro desfaziam seus limites; então a excitação da minha serpente se intensificava no seu curso descendente através do peito e para dentro da pelve, pernas e pés — iluminando e vivificando minha conexão com meu entorno indiferenciado, meu vácuo criativo.

Gradualmente, aprendi que minha serpente é o contínuo da minha excitação, a geradora de padrões do meu imaginar, sentir e agir. Ela recapitula, expressa e re-expressa minha história molecular e celular, meu viver social passado e presente. E a circulação da minha bio-história me enraíza na carne. A serpente é o meu oráculo do processo formativo.

* * *

A serpente opera segundo suas próprias leis. No mundo da serpente, os limites cotidianos de tempo e espaço parecem se ampliar. O espaço parece ser infinitamente estendido, e o tempo não está mais confinado a uma progressão linear. Parece não haver uma passagem do tempo. Nem há uma qualidade de passado-presente-futuro. O fluxo da excitação se revela como lampejos de uma luz estroboscópica ou como padrões visuais num caleidoscópio. Há percepção e recordação de eventos, mas os eventos não pertencem à seqüência do relógio.

Minha experiência da serpente me levou a entender que há diferentes campos da existência. Uma parte de mim é formada no mundo do espaço-tempo. Outra parte de mim cria o espaço-tempo.

O que é pessoal também é universal. A serpente que percebi como sendo meu eu no processo de formação é uma imagem arquetípica que quase todas as culturas empregaram para representar o processo de crescimento e transformação da vida. Esta qualidade evolutiva da expressão se desdobra como as ondas do mar, a hélice dupla do DNA, os padrões espiralados dos vasos sangüíneos e dos nervos, os ritmos do acordar e dormir, ficar de pé e deitar, se sentir separado e se sentir uno.

A serpente é minha imagem de movimento entre o mundo horizontal e o mundo vertical. Ela me ensina como acordo e como me acalmo, como faço contato e me desprendo. É uma imagem de estimulação e renovação que expressa o movimento serpentino da excitação do meu corpo tecendo continuamente as dobras do meu cérebro. Sou eu falando comigo mesmo sobre meu próprio processo formativo, sobre minha excitação tornando-se pessoal e, depois, social. Parece-se com a imagem de Henry Miller de caminhar pela Ponte do Brooklin, indo da casa para o trabalho, da casa para fora-da-casa — do inconsciente para o consciente e novamente de volta.

Seu próprio símbolo pode vir a você num sonho, num devaneio, ou enquanto você está fazendo amor. Ele volta de novo. É o seu amigo. E revela a você o modo como você se conecta com o universo e com os outros. É impessoal, mas você o torna pessoal. A ponte de Miller não pertence a ele, mesmo assim ele a tornou sua. A serpente não pertence a ninguém, mas eu a tornei minha.

# APÊNDICE

## DOIS MODOS DE FORMAR ENRAIZAMENTO

Neste momento, se você estiver sentindo a excitação crescer por ter lido este livro, vejamos se podemos enraizá-la. Ou, se estiver entediado, talvez possa criar um sentimento de carga. Ou talvez você apenas gostaria de experienciar aquilo de que estive falando.

* * *

Fique de pé, com os pés paralelos e distantes cerca de 15 cm um do outro, sem sapatos. Mantendo os pés no lugar, dobre os joelhos e estenda-os um pouco mais longe, de modo a que você fique numa postura semi-agachada.

Pegue seus dois punhos, coloque-os atrás de você e empurre-os contra a parte inferior das suas costas, de cada lado da espinha dorsal. Continue empurrando com os punhos na parte inferior das costas até que comece a conseguir uma sensação de alívio no seu abdômen inferior. Deixe suas nádegas se projetarem para trás.

Continue empurrando com os punhos. Dói, provavelmente, mas não se levante ainda, e não balance para trás e para frente. Esta dor é uma expressão da sua resistência a muitas sensações. Não tente afrouxar a resistência; simplesmente experiencie. Você também pode sentir algumas vibrações e, se isto acontecer, veja o que está aprendendo.

O próximo passo é respirar bem no fundo, abaixo do umbigo. Puxe o ar para baixo e para dentro. Faça isto por dois minutos, talvez. Não se apresse.

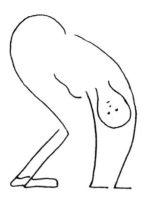

Depois de vários minutos, ponha para fora qualquer som que queira sair. Acho o "Aaah!" ou o "Oooh!" eficientes, mas pode ser um rosnar, um grito, um berro. Veja se pode experienciá-lo fazendo-o crescer da barriga e da pelve.
    Diga seu nome. Continue dizendo-o por um tempo e aceite o que sentir. Pode ser um abalo. Pode ser um prazer. Pode ser uma desconfiança. Estas são expressões do como você está enraizado neste momento. Sente coisas nos genitais? Nas nádegas? Nos pés?
    Agora endireite-se sem travar os joelhos. Coloque as mãos na cabeça. Apenas fique de pé e deixe-se acomodar na sua experienciação.
    Quando sentar, mantenha os dois pés no chão, por favor.

\* \* \*

Vamos continuar.
    Fique de pé com os pés não muito longe, os dedos dos pés levemente apontados para dentro. Curve-se inteiro, joelhos destravados, cabeça para baixo, e coloque as pontas dos dedos das mãos no chão. Não se incline para frente; mantenha seu peso atrás, nas pernas.
    Agora, ao esticar os joelhos um pouquinho e afrouxando-os de novo, levante-se e abaixe-se menos de um centímetro, ou algo assim. Deixe a barriga e os intestinos penderem. E agora comece a respirar do mesmo modo que fez no primeiro exercício: no fundo do abdômen. Sinta sua respiração se expandir na parte inferior das costas e nas nádegas. Sinta suas nádegas, coxas, barrigas das pernas e pés começarem a pulsar com a entrada e saída da respiração. Esta pulsação abre a comunicação e a conexão com o solo.

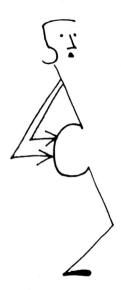

Se começar a notar dor ou desconforto, reconheça-os como uma expressão não-verbal do *não*. Ele expressa a sua resistência, seu *não* em se conectar com você mesmo e com o solo. Neste ponto, comece a verbalizar o *não*. Torne-o consciente e assuma a responsabilidade por ele.

Continue respirando nos intestinos. Agora estenda os joelhos por mais um centímetro dentro da dor. Assegure-se de ainda estar respirando na barriga. Deixe suas nádegas se sobressaírem. Continue respirando. Veja se pode sentir as pernas e as nádegas começarem a vibrar. Se sentir mais dor, diga *não* novamente.

Agora, jogue-se numa posição ajoelhada e deixe sua cabeça repousar no chão. Deixe toda a sua parte posterior abrir e fechar, expandir e contrair, à medida que você respira.

Muito gradualmente, encontre seu caminho de volta à postura original inclinada, com os pés e as pontas dos dedos no chão. E então encontre seu caminho para uma posição de pé.

Sente quando quiser. Lembre-se de manter os pés no chão.

\* \* \*

A reação instintiva ao cair é rolar como uma bola, assumir a posição fetal. Os dois exercícios acima foram projetados para que você fique atento a que, para bloquear suas sensações de queda e outros sentimentos perigosos, você comprime o estômago e as pernas. Sem sentimentos na parte frontal e na metade inferior do corpo, você não obtém uma boa conexão com o solo. Fica confuso quanto ao que dar e ao que tirar da relação com terra. Sem um corpo que pulsa, você pode facilmente acreditar que pernas e abdômen apertados são normais. Você se identifica mais com um sentimento de recuo do que com um sentimento de deixar cair e pôr para fora. Muitas pessoas pensam que compressão quer dizer força. O que quer dizer é prática do controle, a imposição da vontade. Relaxar ameaça o sentido rígido de autodomínio.

A maioria de nós tem medo nas proximidades do ânus e dos genitais. Nossas nádegas receberam tanto amor quanto disciplina. Falando em geral, na nossa cultura, o último vestígio de contato físico íntimo entre pais e filhos ocorre quando a mãe passa talco nas nádegas enquanto troca as fraldas. Depois vêm o treino de higiene e a vergonha. Construímos um sistema social de recompensas em torno da idéia de controle.

Não há nada de errado em se aprender o controle. Não há nada de errado em ter a capacidade de nos controlarmos mas sim, quando não podemos parar de nos controlar. Não conseguimos voltar ao oceano do sentimento; não estamos mais presentes com nossa sensibilidade. E o controle torna-se aquela coisa única que nos faz sentir poderosos. Aquela parte de nós que nos controla — que observa, analisa, critica — é responsável por não nos sentirmos enraizados, conectados.

Nosso processo formativo acompanha o modo como dizemos *não*. Nosso *não* depende da energia do corpo para viver. Se nos conectarmos com as nossas sensações e sentimentos, descobriremos que o nosso controlador está enraizado no nosso prazer, que ele participa do nosso prazer. Então ele não será mais controlador, de modo algum. Ele se tornará uma ferramenta para melhorar o nosso prazer e autodesenvolvimento, em vez de nos criticar e restringir.

Repita estes exercícios e veja se pode obter mais prazer para você mesmo, mais excitação para usar no seu processo formativo.


*Da grande cornucópia do desejo de Deus, a forma se encontra a si mesma.*

# CENTRO DE ESTUDOS ENERGÉTICOS

O Centro de Estudos Energéticos em Berkeley, Califórnia, sob a direção de Stanley Keleman, busca estruturar uma abordagem moderna meditativa do autoconhecimento e da vida, em que o próprio processo subjetivo dá nascimento a um conjunto de valores, que conduz então toda a vida. Os valores de hoje em dia estão cada vez mais apartados dos nossos processos mais profundos, a experiência corporal mal entendida e relegada a um lugar secundário.

A realidade somática é uma realidade emocional muito maior do que os padrões genéticos inatos de comportamento. A realidade emocional e a base biológica são a mesma coisa e não podem, de modo algum, serem separadas ou diferenciadas. Base biológica também significa gênero, respostas masculinas e femininas inatas à vida humana, identidade sexual com a qual nascemos. A realidade somática está no próprio centro da existência, na fonte dos nossos sentimentos religiosos mais profundos e das nossas percepções psicológicas.

As aulas e programas do Centro oferecem uma prática psicossocial que leva a fazer uso das formas básicas com que uma pessoa aprende. A questão chave é *como* usamos a nós mesmos — aprendendo a linguagem de como as vísceras e o cérebro usam os músculos para criar comportamento. Essas aulas ensinam o aspecto somático essencial de todos os papéis e dramatizam as possibilidades de ação, para aprofundar o sentido de conexão com os muitos mundos de que todos nós participamos.

Para mais informações, escreva para:
Center for Energetic Studies
2045 Francisco Street
Berkeley, California — 94709

# OUTROS LIVROS DE STANLEY KELEMAN

### *AMOR E VÍNCULOS* — *Uma visão somático-emocional*
Uma abordagem somática de dois aspectos fundamentais para a vida das pessoas: as relações amorosas e o estabelecimento de vínculos. Enriquecendo suas considerações teóricas com numerosos exemplos clínicos, Keleman focaliza os diversos estágios e tipos de relacionamentos, analisando os padrões habituais e as distorções. Sugere maneiras de elaborar as situações adversas por meio de exercícios e da compreensão somático-emocional dos problemas.
**Ref. 595**

### *ANATOMIA EMOCIONAL*
Uma profunda reflexão sobre as conexões entre a anatomia e os sentimentos, a forma do corpo e as emoções. Keleman mergulha aqui numa área na qual foi um dos pioneiros: o estudo da relação existente entre a realidade corporal e os aspectos emocionais, psicológicos, sexuais e imaginativos da experiência humana. Este livro, em formato 21 X 28 cm, constitui uma obra de referência fundamental para os que desejam se aprofundar nos conceitos e nos métodos desenvolvidos por Keleman.
**Ref. 379**

### *CORPORIFICANDO A EXPERIÊNCIA* — *Construindo uma vida pessoal*
Para Keleman, as pessoas não podem mudar a sua mente sem mudar o seu corpo: o *insight* psicológico é importante, mas não gera, em si, mudanças suficientes. Emoções, sentimentos e pensamentos têm padrões corporais organizados. Novos comportamentos resultam da separação dos antigos processos e criação de novos padrões. Este livro constitui um guia sistemático para este processo de desorganização dos diversos níveis da experiência.
**Ref. 482**

### *PADRÕES DE DISTRESSE* — *Agressões emocionais e forma humana*
Este livro analisa as reações humanas aos desafios e agressões — choques, traumas, abusos, negligências — e como estas experiências e sentimentos dolorosos, passados ou presentes, são incorporados e alteram a estrutura das pessoas. Os estados mentais e emocionais possuem uma base anatômica e apresentam reflexos psicossomáticos. Através da análise de casos, Keleman propõe exercícios para dissolver tensões profundas e reorganizar a ordem interior.
**Ref. 389**

### *REALIDADE SOMÁTICA* — *Experiência corporal e verdade emocional*
Abordagem original sobre conceitos referentes à vida do corpo. Keleman propõe aqui uma ética que realce a família e a cultura, evocando a visão de uma existência corporal capaz de satisfazer nossos anseios mais profundos em nível pessoal, emocional, afetivo e social.
**Ref. 390**

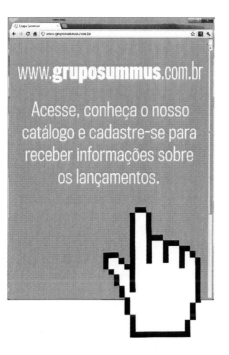